JN245354

子どもの
トラウマ治療
傷ついた脳を回復する

編集

友田　明美
福井大学子どものこころの発達研究センター教授

杉山登志郎
福井大学子どものこころの発達研究センター客員教授

診断と治療社

口　絵

- 本項「口絵」は，本書本文中にモノクロ掲載した写真のうち，カラーで掲示すべきものを本文出現順に並べたものである．
- 各口絵のタイトルに示したページは，当該写真の本文掲載ページを表す．

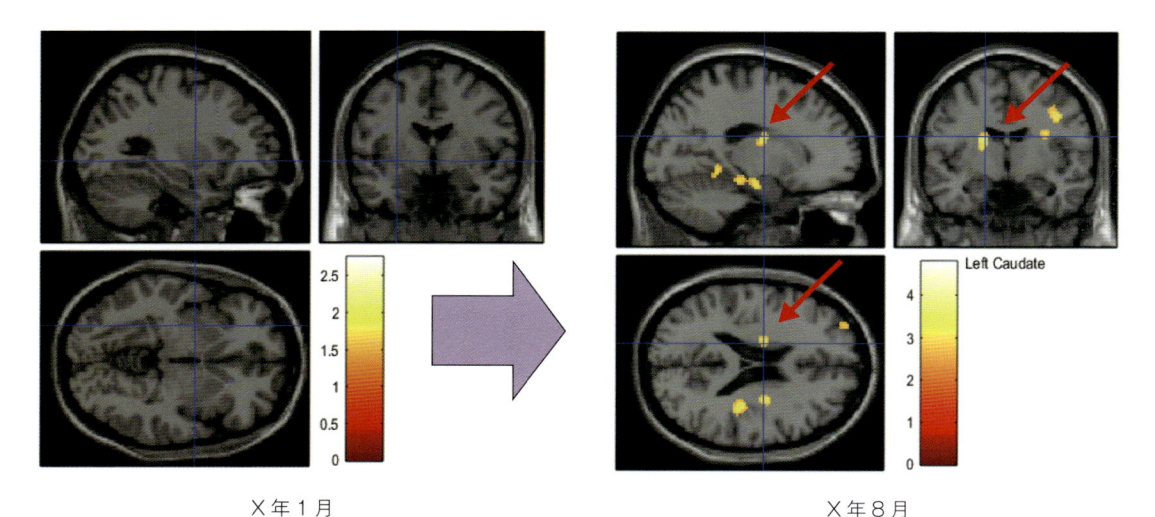

X年1月　　　　　　　　　　　　　　　　　　　　　　X年8月

口絵 1 反応性アタッチメント症患児 12 歳の脳 MRI 画像（金銭報酬課題による fMRI）で確認された回復所見 (p.5)
初診時には脳内報酬系の反応がみられなかったが，その後，心理療法や薬物療法を組み合わせた治療を行った結果，臨床症状が改善した．そして，約 7 か月後には脳内報酬系の活性化が確認された．

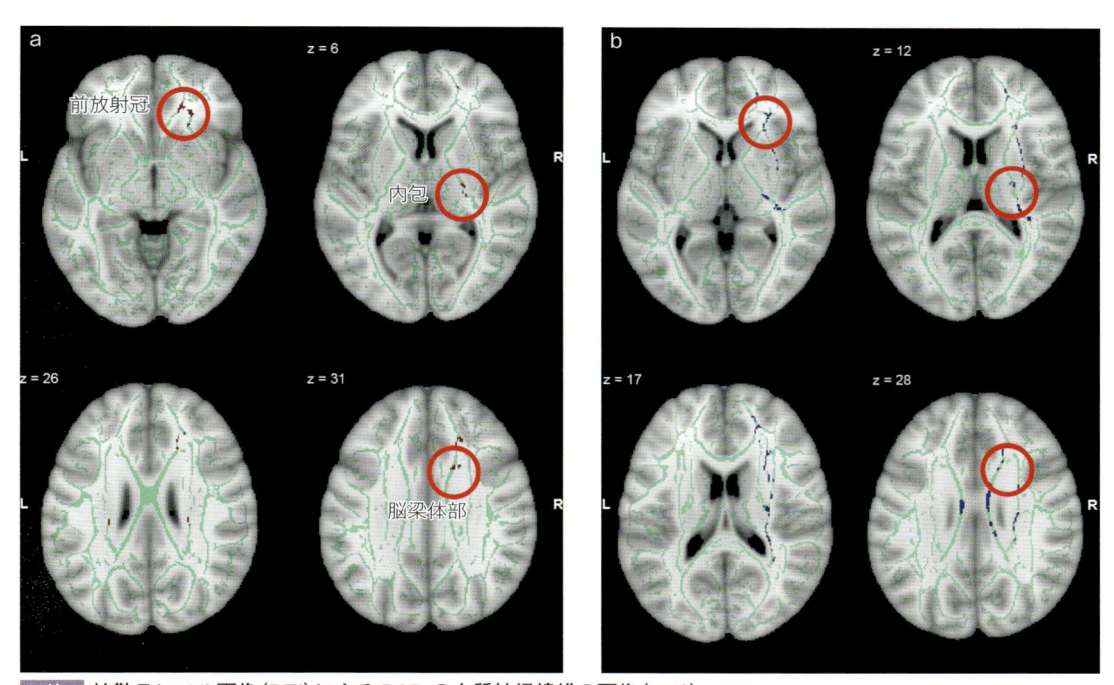

口絵2 拡散テンソル画像（DTI）による RAD の白質神経線維の画像（p.46）
a）RAD が TD より FA が増加していた領域．b）RAD が TD より RD が減少していた領域．丸囲みは FA の増加と RD の減少が
a と b でオーバーラップしていた領域を示す．
〔Makita K, et al. : White matter changes in children and adolescents with reactive attachment disorder : A diffusion tensor
imaging study. Psychiatry Res Neuroimaging 303 : 111129, 2020 の Fig1，Fig2 を改変〕

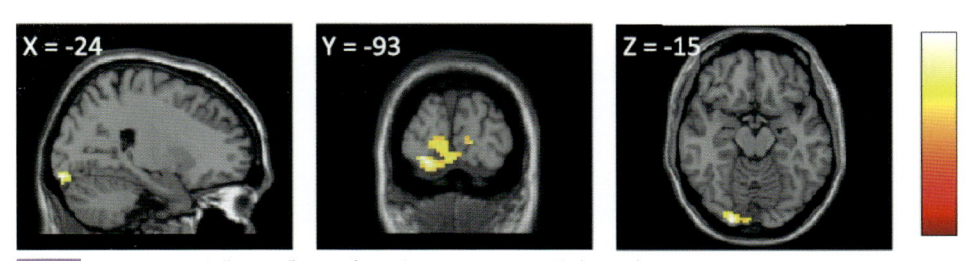

口絵3 ペアトレを受講したグループの母親らの脳 MRI 画像（p.152）
黄色部分は，ペアトレ受講後に活動が活性化していた楔状回．

はじめに
～子どものトラウマ治療のいま～

　本書は，子どものトラウマ治療のテキストである．「トラウマ(trauma)」とは医学用語では単に傷のことであるが，「こころの傷（心的外傷）」も同じトラウマという用語が用いられるようになった．それは，身体の傷もこころの傷もともに相互に影響を生じるからである．本書を出版する時点における，わが国の子どもの状況を述べておきたい．

　わが国において，少子化が続いている．2024 年はどうやら，年間出生数 70 万人を切りそうである（最近の少子化がそのまま続くと，2720 年に日本の子ども人口は 1 人になるという〈吉田　浩：2024 年版子ども人口時計〉）．ところが，このような極端ともいえる少子化にもかかわらず，以下に列挙するように，子どもの問題は増え続けている．

- 不登校は 2007 年には小学校児童の 0.3 ％，中学校生徒の 2.9 ％であったのに対し，この数年急増し，2023 年には小学校児童の 2.1 ％，中学校生徒の 6.7 ％となった（文部科学省調査，2023）．
- 神経発達症（発達障害）が増え続けていて，通常クラスにも数人いることが普通である．
- いじめをめぐる問題が深刻化していて，しばしば子どもの自死を招いている．
- 希死念慮をもつ子どもが増えていて，中学生女子の 5 割近くに達する．
- マルトリ（虐待やネグレクト）の対応件数はこの数年間, 20 万件を推移している．

　これらの項目はそれぞれ相互に絡み合っているが，多くにおいて，トラウマが関連することに注目してほしい．

　特に注意が必要なのはマルトリである．マルトリの実数が対応件数の半分としても 10 万人であり，すでに何年間も年間出生数の 1 割をはるかに超えている．その結果，すでに子どものどの現場においても，被虐待児に出会わないということはないという状況が生じている．

　一方，その治療の現状はどうか．そもそもマルトリが減らない理由は，これまで治療を行ってこなかったからである．わが国のマルトリへの対応システムには決定的な欠陥があり，子どもの保護だけで，家族への治療を行ってこなかった．マルトリは家族の病理であり，加逆側の養育者もまた，元被虐待児であり，現在は複雑性 PTSD という診断の者も多い．

　子どものトラウマへの治療は，当然ながら家族への治療も含む必要がある．こうして，わが国の子どもの状況を振り返ると，本書の意義がおのずから明らかになるのではないだろうか．本書は臨床の現場での実践を目的に書かれており，子どもとその家族のトラウマの「今日の治療」である．手元に置いていただき，対応に苦慮する症例に出会ったそのときに, 臨床の場でめくって役立てていただきたい．

2025 年 2 月

杉山登志郎

Contents

本書の薬剤の用法・用量などには添付文書外の情報も含まれ，実地臨床での使用に基づき記載しております．
本書に記載した使用法によって問題が生じたとしても，著者，出版社はその責を負いかねますのであらかじめご了承
ください．

執筆者一覧

編集

友田明美　　　福井大学子どものこころの発達研究センター教授
杉山登志郎　　福井大学子どものこころの発達研究センター客員教授

執筆（五十音順）

明石秀美　　　児童家庭支援センター・児童養護施設・子育て支援センター一陽
石島洋輔　　　刈谷病院精神科・児童精神科
倉田佐和　　　福井大学子どものこころの発達研究センター
篠崎志美　　　福井大学医学部附属病院子どものこころ診療部
杉山登志郎　　福井大学子どものこころの発達研究センター
鈴木　太　　　上林記念病院こども発達センターあおむし
滝口慎一郎　　平谷こども発達クリニック
武田信子　　　一般社団法人ジェイス
友田明美　　　福井大学子どものこころの発達研究センター
濱谷沙世　　　福井大学子どものこころの発達研究センター
藤澤隆史　　　福井大学子どものこころの発達研究センター
藤澤玲子　　　元　福井大学精神医学
古橋功一　　　藤田医科大学医学部精神神経科学講座
牧田　快　　　神戸大学大学院国際文化学研究科
水島　栄　　　北里大学大学院医療系研究科発達精神医学
水野賀史　　　福井大学子どものこころの発達研究センター
嶺　輝子　　　アースシー・ヒーリング・セラピー
森川綾女　　　TFTセンタージャパン
矢尾明子　　　福井大学子どものこころの発達研究センター
山本知加　　　大阪大学大学院連合小児発達学研究科
若山和樹　　　名古屋掖済会病院
和久田学　　　子どもの発達科学研究所

第1章

いわゆる
子どものトラウマとは何か？

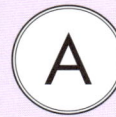

傷ついた脳も回復する
―マルトリとトラウマの関係と支援―

POINT

- マルトリによるトラウマ体験は，子どもの脳の報酬系を抑制し，生涯にわたり精神疾患や反社会的行動を引き起こす可能性がある．
- 脳は適切な支援や信頼関係の再構築により回復可能で，特に愛着障害のある子どもには「ほめ育て」が効果的である．
- トラウマは遺伝子のメチル化を加速させるが，心理療法や適切な介入により脱メチル化が進み，脳機能の回復が期待できる．

傷ついた脳は治療によって回復するのか？

　　近年の脳科学研究により，トラウマ体験やそのストレスが子どもの脳に影響を与え，その結果，生涯にわたって精神疾患や反社会的行動が引き起こされることが明らかになっている[1]．筆者らは，マルトリ（虐待やネグレクト）＊によって発症した反応性アタッチメント（愛着）障害をもつ子どもはドパミンの放出が抑制されているのではないか，という仮説を立て，それを実証した[3]．愛着障害の子どもたちは，意欲や報酬に関連する脳の活動が低下しているのである．具体的には，子どもたちにお小遣いがもらえる簡単なゲームをしてもらい，MRI で脳の活動を調べた．健常な子どもたちは，お小遣いを得る成功体験によりドパミンが放出される．しかし，愛着障害の子どもたちは，同様の体験をしてもドパミンがほとんど放出されなかった．お小遣いの額にかかわらず，報酬に反応する脳の活動が著しく低下していることがわかったのである．

　　このような報酬に関する脳の活動が弱いという研究結果から，**成長して思春期・青年期に入ると，薬物乱用のリスクが高まる可能性がある**[4]．報酬を感じられないため，薬物を使って気分を高揚させようとするからである．愛着障害のある子どもたちには，ほめても伝わりにくいのではないか，効果が薄いのではないかと考えるかもしれない．しかし，そうではない．愛着障害の子どもたちの脳が示しているのは，健常な

＊マルトリートメント（child maltreatment）とは 1980 年代からアメリカなどで広まった表現で，身体的，心理的，性的虐待そしてネグレクトを含む子ども虐待をより広く捉えた，虐待とはいい切れない大人から子どもへの発達を阻害する行為全般を含めた不適切な養育を意味する．つまり，虐待とほぼ同義だが，子どもの健全な発育を妨げるとされている．大人の側に加害の意図があるか否かにかかわらず，また，子どもに目立った傷や精神疾患がみられなくても，行為そのものが不適切であれば，それは「マルトリートメント」といえる．「マルトリートメント」は長いので，最近は「マルトリ」と筆者はよんでいる[2]．

子ども以上に「ほめて育てる」ことが大切だということではないだろうか．脳は必ず回復する．もちろん，それは簡単ではないが，**根気よく子どもに寄り添い，信頼関係を築くことで，愛着関係を再構築できる．そうすることで，脳は回復する**のである．

脳の傷は回復する

　最近の脳科学研究では，マルトリによるトラウマ体験と身体症状の関連が多く報告されている．筆者らは2021年に，マルトリによるトラウマがメチル化年齢を加速させることを報告した[5]．2歳から9歳までの国内のマルトリ経験をもつ子ども56名の頬粘膜から採取したDNAを調べた結果，健常な子どもと比べてメチル化年齢が加速していることが確認されたのである．

　また，オキシトシン遺伝子のメチル化と脳活動の関連を調べた研究では，身体的なマルトリを受けた重症の子どもたちにおいて，脳内の特定の領域で機能的な結びつきが強化されており，人の顔を視界に入れた際に，罰を予期して過剰に反応するという嫌悪学習が起こることが明らかになった[6]．さらに，この過剰な反応と遺伝子のメチル化が密接に関連していることもわかった．つまり，マルトリによるトラウマ体験はさまざまな症状や問題行動と結びついているのである．

　しかし，オランダで行われた退役軍人の心的外傷後ストレス症（posttraumatic stress disorder：PTSD）患者を対象とした研究では，メチル化が進行していたとしても，心理療法によって症状が改善した患者は脱メチル化が進み，回復したと報告されている[7]．このことから，**トラウマによるさまざまな症状も回復が可能である**ことが示唆される．すなわち，「癒えないと思われた傷も回復する」ということが，臨床の現場や筆者らの研究を通して徐々に明らかになってきている．

　長期間にわたってマルトリ（虐待やネグレクト）の環境にいた子どもの事例がある．マルトリを経験すると，成長ホルモンの分泌が低下し，身体の成長が遅れることがある．しかし，その環境を改善し，安定した環境におかれることで，愛着（アタッチメント）が再び形成され，成長の遅れが驚くほど回復することがある．これは小児科医がよく目にする現象である．

　成長期の子どもの脳は，適切な治療を受けることで回復が見込める場合が多いが，トラウマが複雑な場合は，治療には長い時間がかかることを忘れてはいけない．特に，複合的なトラウマ体験がある場合，こころの問題が悪化し，さまざまな精神的な疾患や不調が現れるリスクが高まるからである．

　以下に，自験例を紹介する．

● Case 1　反応性アタッチメント症の12歳男児 ●

【症例】12歳男児

　この男の子は実母からさまざまな虐待を受け，最終的には育児放棄されてしまった．その後，離れて暮らしていた実父に引き取られ，子育てのやり直しがはじまったが，うまくいかないことが多くあった．たとえば，この子が「ゲームを買ってほしい」と頼んだときのことである．実父は「誕生日まで待ってくれれば買ってあげる」と約束した．しかし，この子は待つことができず，実父に包丁を向けてしまったのである．このようなことが何度かあり，地域の児童相談所に一時保護されることもあった．また，学

校でも問題行動を繰り返していた．

　この子の脳を MRI で調べたところ，お小遣いの金額に関係なく，ドパミンが出にくい状態であることがわかった．はじめて診察に来たとき，父親は子育てに疲れ切っている様子であった．

　そこで，筆者が最初に行ったことは，この父親をほめることであった．大変な状況で子育てを頑張っていることを何度もねぎらい，父親の「ほめ育て」を続けた．実は，この父親は幼少期にたたかれたことはあっても，ほめられた経験がなかったのである．そのため，どうやって自分の子どもをほめればいいのかわからなかったのである．

　筆者が父親への「ほめ育て」を重ねるうちに，彼の表情は次第に明るくなり，自信をもって子どもをほめるようになった．それとともに，学校での問題行動もなくなり，薬物治療は 3 か月で終了した．さらに，7 か月後に再度脳を検査したところ，ドパミンが出る部位の血流が増加し，明らかに回復していた（図 1）．親と子の情緒的な応答性も見事に改善され，愛着が双方向で再形成されたのだと考えられた．

● Case 2　不適切育児を受けた 9 か月男児 ●

【症例】9 か月男児

　生後 9 か月で来院した乳児の事例である．この乳児は，母親がおもちゃを見せたり名前を呼んだりしても反応せず，アイコンタクトもなかった．地域の児童相談所からは，自閉スペクトラム症の症状ではないかと紹介された．

　しかし，調査の結果，実は祖母から暴言虐待を受けていたことが判明した．不適切な育児が行われていたのである．そのため，この乳児を虐待の現場から引き離したところ，停滞していた発達が回復しはじめた．視線の合わなさが改善され，笑顔が戻り，発達が急速に進展した．

　このケースからわかるように，脳は回復する可能性がある．子どもの脳は発達途上にあり，柔軟性があるため，ダメージからの回復が可能である．もちろん，容易ではないが，根気よく子どもと向き合い，信頼関係を築き，愛着関係を再構築することで，脳は必ず回復することを示している．

マルトリ児のケアと養育者支援

　被虐待（マルトリ）児へのケアでは，安心して生活できる環境を整えることが最も重要である．愛着の再形成も可能であり，非定型発達から定型発達への回復も見込まれる．さらに，生活支援や特別な学習支援も必要である．できるだけ個別の学習サポートを行い，必要に応じてフラッシュバックや解離に対する心理的治療も実施する必要がある．

　PTSD やうつ病の場合，背景にトラウマがあるケースは，発症年齢が低く，多重の診断がされることが多く，症状が重くなる傾向がある．また，初期治療への反応がよくないことがわかっている．このような違いに適切に対応し，トラウマへの対応を行うことが必要である．

　虐待（マルトリ）が子どもの脳発達に及ぼす影響には，アタッチメント（愛着）や感受性期の複雑な絡みがあることを忘れてはならない．また，子どもの活動に依存した神経回路の変化を考慮すると，「養育者支援」が不可欠である．

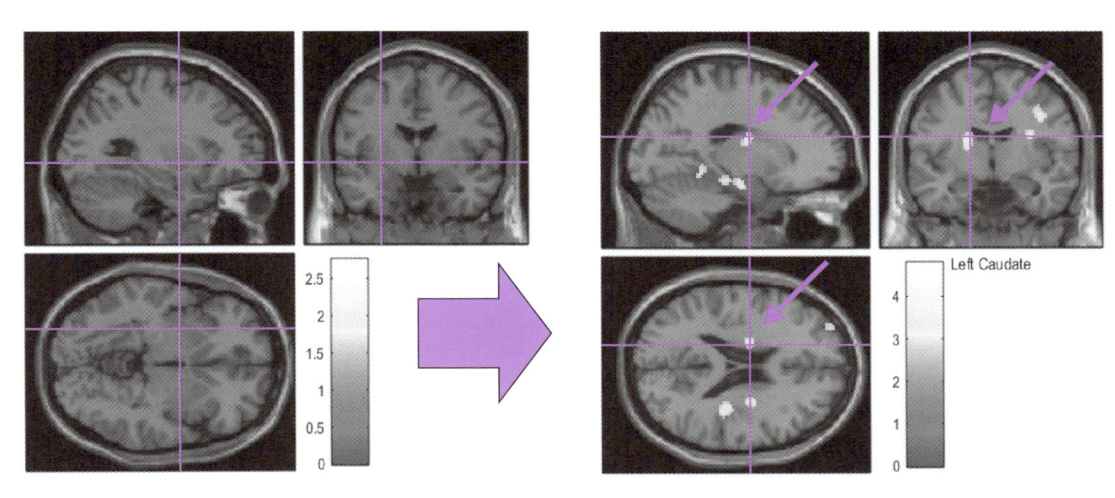

X年1月　　　　　　　　　　　　　　　　　　　　　　X年8月

図1 反応性アタッチメント症患児12歳の脳MRI画像（金銭報酬課題によるfMRI）で確認された回復所見［口絵1 p.ii］
初診時には脳内報酬系の反応がみられなかったが，その後，心理療法や薬物療法を組み合わせた治療を行った結果，臨床症状が改善した．そして，約7か月後には脳内報酬系の活性化が確認された．

　　子どもの脳は回復することができる[8]．さらに，養育者の脳も回復するというエビデンスが次々に発表されている[9, 10]．そのため，養育者支援や家族支援は，今や欠かせない重要な概念である．虐待（マルトリ）の低減には，厳しい注意や批判，糾弾といった北風のような対応よりも，共感や励ましといった太陽のような養育者支援が効果的である．また，「マルトリ予防®」や「とも育て®」の概念を広めることで，すべての市民が子どもだけでなく養育者に対しても寄り添う風潮をつくりたいと考えている[2]．もしかしたら養育者も，幼少期にマルトリ経験があったかもしれない．そのような養育者にも寄り添う風潮を築きたいと思う．さらに，ほめ育ての連鎖をつくっていきたい．私たちが積極的に養育者をほめることで，養育者は自信をもってわが子をほめるようになる．ママ友やパパ友同士でほめ合うのもよいであろう．その結果，子どもが成長し親になり，わが子をほめるようになる．虐待（マルトリ）の連鎖ではなく，ほめ育ての連鎖を次の世代に引き継ぎたいと思っている[11]．「親が子どもにマルトリをしてしまう原因となる社会システムを変えること」が必要である．繰り返し強調するが，脳に生じた傷は「治らない」ものではない．筆者は，変革が可能であると信じている．

●引用文献

1) Tomoda A, et al.: The neurobiological effects of childhood maltreatment on brain structure, function, and attachment. Eur Arch Psychiatry Clin Neurosci, 2024

2) 友田明美：マルトリートメント予防モデル：大阪の取り組み．地域保健 51（4）：32-35，2020

3) Takiguchi S, et al.: Effects of intranasal oxytocin on neural reward processing in children and adolescents with reactive attachment disorder: a randomized controlled trial. Front Child Adolesc Psychiatry 1 : 1056115, 2023

4) 友田明美, 他（監修）：トラウマと依存症　脳に何が起きている？（アスクセレクション）．アスク・ヒューマン・ケア，2024

5) Nishitani S, et al.: Altered epigenetic clock in children exposed to maltreatment. Psychiatry Clin Neu-

　　rosci 75：110-112, 2021

6）Nishitani S, et al.: A multi-modal MRI analysis of brain structure and function in relation to OXT methylation in maltreated children and adolescents. Transl Psychiatry 11：589, 2021

7）Vinkers CH, et al.: Successful treatment of post-traumatic stress disorder reverses DNA methylation marks. Mol Psychiatry 26：1264-1271, 2021

8）Yao A, et al.: Beneficial effects of behavioral parent training on inhibitory control in children with attention-deficit/hyperactivity disorder: A small-scale randomized controlled trial. Front Psychiatry 13：859249, 2022

9）友田明美：親の脳を癒やせば子どもの脳は変わる．NHK 出版，2019

10）Makita K, et al.: Neural and behavioral effects of parent training on emotion recognition in mothers rearing children with attention-deficit/hyperactivity disorder. Brain Imaging Behav 17：436-449, 2023

11）友田明美：最新脳研究でわかった 子どもの脳を傷つける親がやっていること．SBクリエイティブ，2024

（友田明美）

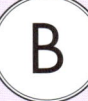 神経発達症（発達障害）とトラウマとの関係

POINT

- 神経発達症はトラウマ被害のリスクが定型発達児よりも高い.
- トラウマは神経発達症と類似の症状を引き起こす可能性がある.
- 神経発達症の診療の際には，背景にある子ども虐待の可能性も考慮に入れ，家庭環境やトラウマの有無について注意をしながら診療していく必要がある.

はじめに

　自閉スペクトラム症（autism spectrum disorder：ASD）は社会的コミュニケーションおよび対人相互反応における持続的な問題，限定された反復的で常同的な行動や興味および活動，感覚過敏や鈍麻などがおもな特徴である．具体的には，視線が合わない，一人遊びが多い，指さしをしない，オウム返し，同じ行動を繰り返す，偏食，特定の音が嫌い，相手の気持ち，空気を読むことが苦手，興味の偏り，こだわりが強い，などの症状を認める．これらの症状が原則的には発達早期から認められ，日常生活に支障をきたしている場合に診断される[1].

　一方，注意欠如多動症（attention-deficit/hyperactivity disorder：ADHD）は年齢に不相応な不注意（不注意な間違いが多い，集中することが苦手，忘れっぽい），多動・衝動性（落ち着きがない，我慢することが苦手）を主症状とする疾患で，ASDと同様，これらの症状によって日常生活に支障をきたしている場合に診断される[1].

　本項では，代表的な神経発達症（発達障害）であるASDとADHDの，トラウマとの関連について言及する.

トラウマについて

　トラウマとは，地震，火災などの自然災害，戦争被害，事故，性的被害など，その人の生命や存在に強い衝撃をもたらす体験のことである．いじめや子ども虐待もその体験に含まれる．特に子ども虐待は，反応性愛着障害，うつ病，不安症，素行症，薬物依存，心的外傷後ストレス障害（post traumatic stress disorder：PTSD）などさまざまな精神疾患を引き起こし，van der Kolkはこの一連の症状の推移を**発達性トラウマ障害**（developmental trauma disorder）とよぶことを提唱した[2].

　PTSDでは，トラウマが原因となって，**侵入症状**，**回避症状**，**過覚醒**の3症状をきたす．侵入症状とはいわゆるフラッシュバックのことで，トラウマとなった出来事に

関する苦痛な記憶が急に蘇ることであり，回避症状は，フラッシュバックを引き起こしうるトリガーとなるものを回避することである．過覚醒は，トラウマに関連した記憶のフラッシュバックにより，心身の覚醒過剰が起こるもので，易刺激性，過度な警戒心，集中困難，睡眠障害を認める．DSM-5 では区別がされていなかったが，ICD-11 では，（単純性）PTSD と複雑性 PTSD（C-PTSD）が診断として明確に分けられた．C-PTSD では，長期的，反復的にトラウマが継続され，前述の 3 症状に加え，気分変動，罪悪感・無価値感，人間関係の維持困難を特徴としている[3]．子ども虐待は反復的に繰り返されていることが多く，C-PTSD を引き起こしうる．

神経発達症とトラウマの関係

　ASD，ADHD は「はじめに」で述べたような特性を生まれつきもっていると考えられている．したがって，ASD，ADHD 児をいわゆる「普通の子」と同様に育てようとすると，うまくいかず，無理なしつけが時に，不適切な養育（Child Maltreatment），子ども虐待につながる．また，ASD，ADHD 児はいじめを受けるリスクが定型発達児よりも高い[4]．子ども虐待やいじめがトラウマとなり，時に発達性トラウマ障害，C-PTSD に進展する．さらに，ASD の場合には，普通に生活をしていても，感覚が異なることから本人にとって怖い世界が広がっていて，トラウマになりやすく，また，タイムスリップという，トラウマにおけるフラッシュバック類似の記憶の病理が介在し，普通なら年月が経てば忘れてしまうようなことでもいつまで経っても忘れることができないことがある[5]．

　それでは，ASD，ADHD のような神経発達症児が，子ども虐待やいじめのようなトラウマを抱えやすい一方で，トラウマは ASD，ADHD を引き起こしうるのだろうか？

　ここで，ルーマニアのチャウシェスク政権下で生まれた大量の孤児のその後のフォローアップ研究を紹介する[6]．本研究では，ルーマニアの劣悪な環境の施設で 6 か月以上過ごした経験のある群（98 名）と 6 か月未満の群（67 名）における，小児期（6 歳，11 歳，15 歳），若年成人期（22〜25 歳）の ASD 症状，ADHD 症状を，施設入所経験のない群（52 名）（対照群）と比較検討した．その結果，施設での経験が 6 か月未満の群および対照群は，同様のレベルだったが，施設で 6 か月以上過ごした群は，ASD，ADHD 症状ともに，対照群よりも一貫して高い割合を認めた（図 1）．これは幼少期の長期間の劣悪な環境が ASD，ADHD 症状を引き起こし，その影響は長期間に及び，若年成人まで継続することを示唆している．

　客観的な指標を用いた研究でも，トラウマとの関連が報告がされている．Glod らは，虐待を受けた子ども 19 名と健常児 15 名にアクチグラフを装着してその活動量を検討したところ，虐待を受けた子どもは健常児と比較して活動量が 10 ％以上上昇しており，特に PTSD の診断がついた子どもでは著明な上昇を認めたことを報告した[7]．落ち着きがない，集中ができないといった症状は，ADHD によるものではなく，PTSD の過覚醒の症状である可能性がある．

　その他にも，話を聞いているように見えず，ぼーっとしている症状は，ADHD の不注意症状ではなく，トラウマによる解離が起こっている可能性があり，他人との関係を築き，維持することができない，という症状は，ASD ではなく，C-PTSD の一

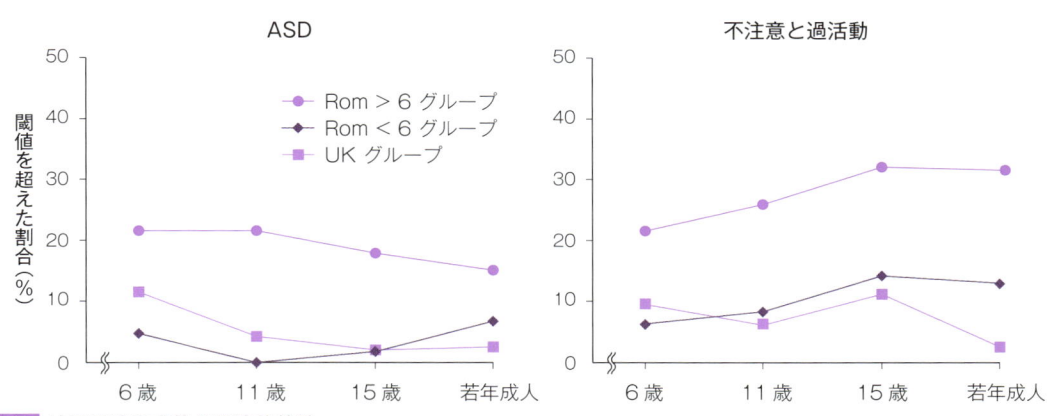

図1　神経発達症症状の発達的軌跡
Rom＞6グループ：ルーマニアの劣悪な環境の施設で6か月以上過ごした経験のある群
Rom＜6グループ：6か月未満の群
UKグループ：施設入所経験のない対照群
〔Sonuga-Barke EJS, et al.: Child-to-adult neurodevelopmental and mental health trajectories after early life deprivation: the young adult follow-up of the longitudinal English and Romanian Adoptees study. Lancet 389 : 1539-1548, 2017 の図を改変〕

　　症状によって起こっている可能性がある，ということを念頭におく必要がある．また，子ども虐待によって起こった反応性愛着障害における抑制型はASDに，脱抑制型はADHDに症状が類似する，ということも指摘されている[8]．

　　症状が類似しているため，操作的診断基準を用いて機械的に診断を行うと，背景にある子ども虐待を見逃し，ASDやADHDと診断してしまう可能性がある．ASD，ADHDを生まれつきの問題と考えるなら，後天的に発症する，という点で，トラウマがASD，ADHDを引き起こす，とはいえないかもしれないが，少なくとも類似した症状を引き起こす，ということには十分に留意する必要がある．なぜなら，この鑑別（背景に子ども虐待，トラウマがあるかどうか）によって，その後の対応方法が大きく異なるためである．

　　鑑別には，解離，気分変動の有無が役に立つ[8]．解離症状や気分変動を伴う場合は，トラウマの影響が疑われる．神経発達症の診療をする際に，トラウマ歴（特に幼少期の逆境体験について）を意識しながら，発達歴，生育歴を聴取することが重要である．もし子ども虐待が発覚し，現在も行われていることがわかった場合は，何よりもまず子どもの安全の確保が優先される．そして，愛着に問題を抱えている場合には，愛着の形成（具体的には，周囲に信頼できる人をつくること），そして，生活，学習の支援，トラウマに対する心理療法（トラウマフォーカスト認知行動療法，Eye Movement Desensitization and Reprocessing〈EMDR〉，TSプロトコールなど），薬物療法（睡眠障害，気分変動，易刺激性，フラッシュバックなどの症状に応じて）が必要となる[8]．

　　ここで子ども虐待によるトラウマが症状に関係したと思われる症例を1例提示する．なお，提示する症例はプライバシーに配慮し，経過の細部には修正を加えている．

> ● **Case　ネグレクトが問題行動に影響を及ぼしたと考えられる
> ASD・ADHD診断の9歳男児例** ●
> 【症例】9歳男児
> 【生育歴】運動発達，言語発達の遅れはなく，健診での異常指摘なし．

【家族構成】母親は 39 歳，夫からの家庭内暴力が原因で，32 歳で離婚し，シングルマザーで子どもと 2 人暮らし．うつ病，睡眠障害のため近医精神科クリニックでフォロー中．

他人とのコミュニケーションがとれず一人遊びが多い，落ち着きがないことを主訴に受診．ASSQ 合計得点 40 点 /54 点，ADHD-RS 不注意 20 点，多動・衝動性 23 点，合計 43 点．PARS-TR 幼児期ピーク得点 20 点，児童期現在得点 25 点．WISC-IV で full scale IQ 87．ASD，ADHD と診断した．通院中に，盗み，家出などの問題行動が頻発していることが発覚．家出中に警察に保護され，以降は児童相談所が介入．母親は養育能力に乏しく，ネグレクトの状態だった．一時保護を経たのちに，児童養護施設に入所．かんしゃく，気分変動に対してアリピプラゾール 1 mg，ADHD 症状に対してグアンファシン 1 mg を処方し，いずれも有効だった．入所当初は，問題行動がいくつか認められたが，職員と徐々に信頼関係を築き，次第に問題行動は減少した．

本症例では，ASD，ADHD と思われた症状がトラウマによるものかどうかの判断は困難だったが，少なくとも頻発する問題行動には家庭でのネグレクトが関連していたようで，児童養護施設に入所し，安全が確保され，職員との信頼関係が築かれ，規則正しい生活を送るようになったことで問題行動は減少した．また，母親のうつ病，睡眠障害もトラウマが関連している可能性があり，母親への支援，トラウマ治療も考慮する必要がある．

おわりに

神経発達症とトラウマは密接に関連しており，神経発達症はトラウマ被害のリスクが定型発達児よりも高い一方で，トラウマは神経発達症様の症状を引き起こしうる．そのため，神経発達症の診療の際には，背景にある子ども虐待の可能性も考慮に入れ，家庭環境やトラウマの有無について注意をしながら診療していく必要がある．

● 引用文献

1) American Psychiatric Association : Diagnostic and Statistical Manual of Mental Disorders Fifth Edition text revision : DSM-5-TR. American Psychiatric Association, 2022

2) van der Kolk BA : Developmental Trauma Disorder: Toward a rational diagnosis for children with complex trauma histories. Psychiatr Ann 35 : 401-408, 2005

3) 杉山登志郎，他：【子どものトラウマ～再認識されるべき心の問題～(1)】発達性トラウマ障害と複雑性 PTSD　その病理と簡易型トラウマ処理アルゴリズムによる治療．小児の精神と神経 59：15-23，2019

4) Montes G, et al.: Bullying among children with autism and the influence of comorbidity with ADHD : a population-based study. Ambul Pediatr 7 : 253-257 , 2007

5) 杉山登志郎：発達障害のいま．講談社，2011

6) Sonuga-Barke EJS, et al.: Child-to-adult neurodevelopmental and mental health trajectories after early life deprivation: the young adult follow-up of the longitudinal English and Romanian Adoptees study. Lancet 389 : 1539-1548 , 2017

7) Glod CA et al.: Relationship between early abuse, posttraumatic stress disorder, and activity levels in prepubertal children. J Am Acad Child Adolesc Psychiatry 35 : 1384-1393, 1996

8) 杉山登志郎：発達障害の子どもたち．講談社，2007

（水野賀史）

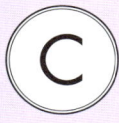 # いじめの影響は深刻で，長期にわたっている

POINT

- いじめ防止対策推進法が施行されて 10 年が経過するが，いじめ認知件数，重大事態件数ともに高止まりしており，いじめはいまだ深刻な状態にある．
- いじめは家庭での傷つき体験より被害体験が多く，引きこもりに関連があることが学校 ACE 研究により明らかになった．
- いじめの予防，対策は，成人期の問題の軽減につながる可能性が高いことから，今すぐに，いじめに関する正しい知識を広げていく必要がある．

いじめの現状

　いじめが社会問題化して，半世紀以上が経過している．大津市中 2 いじめ自殺事件は，いまだ生々しいが，その対応のまずさへの対策として，いじめ防止対策推進法（以下，法）[1]が成立施行された結果，国および各自治体，各学校で基本方針を定められ，すべての学校でいじめ対策が取られるようになった．しかし，それにもかかわらず，いじめに起因した自殺事件が後を絶たない．なかには，日本社会全体を巻き込み，多くの人に悲しみや憤りを感じさせ，学校教育に対する不信感と不安を抱かせるような重大事態も起こっている．

　いじめがダメなのは，おそらくすべての子ども，教師が知っているだろう．子どもや教師だけではない，職場でのいじめ，ハラスメントも話題になる時代だ．国民全員が，いじめはいけないことを知っているだろうが，それでも状況は変わらない．なぜだろうか．

　文部科学省が毎年 10 月に発表している「児童生徒の問題行動・不登校等生徒指導上の諸課題に関する調査」[2]によると，小・中・高等学校および特別支援学校におけるいじめの認知件数は，2023 年度で 732,568 件（前年度 681,948 件）であり，前年度に比べ 7.4 ％増加の状況にある．また重大事態は，年間 1,306 件起こっている．両方とも過去最多である．

　もちろん文部科学省も，各教育委員会も学校も，何も手を打っていないわけではない．法が成立，施行されたのが 2013 年，10 年以上経過しているわけだから，法にあるように，各自治体，学校はいじめ防止基本方針を決め，各自治体にはいじめ問題対策連絡協議会を，各校にはいじめ防止等の対策のための組織をおき，さまざまな活動を行っているはずだ．

　しかし，それでもなお，いじめは減らない．文部科学省の主張によると，認知件数が増えることは，必ずしも悪いことではないという．なぜなら教師が積極的にいじめ

をみつけ，対応していることを意味しているからだそうだが，実はそこに大きな問題が隠れている．

　いじめの積極的認知の前提に『いじめ容認』の考えがあるからだ．いじめが起こらなければ，いじめの認知はできない．そしていじめが起こった時点で，いじめられた子どもはもちろん，いじめた子どもも，いじめをみていた子どもも，何らかの負の影響を受けてしまうことになるのである．

　加えて，教師を含めた大人たちには次のような思い込みがあるかもしれない．

　──いじめなんて，どこにでもあることだ──

　──いじめは，誰もが経験しなければならないことであり，乗り越えなければならないことだ──

　つまり，いじめがあっても仕方がない，もしくは，それが普通だという考えである．

　こうした意見が多いのには，理由がある．いじめは，誰にとっても身近で，経験したことがあるからだ．

　しかし，そうした経験を語る人の多くは，いじめの影響を大きく受けなかった，いわば"強い人"が多いことだろう．なぜならば，いじめのためにネガティブな影響をまともに受けた人たちは，社会適応も難しく，こうしたことを語る立場になることが難しいからだ．

　よって，私たち自身を含めて，どうしてもいじめが与える影響について軽くみる傾向が高くなる．そのため，私たちはさまざまな研究を参照しなければならない．世界にはいじめをテーマにした多くの研究があり，そこではいじめがどのように私たちの発達やその後の生活に影響を与えているのかについて，科学的に考察されているのだ．科学的な調査，研究は，さまざまな環境に生きる，さまざまな人をあまねく集め，いじめが，実際のところ，どんな影響を与えるのか，科学的に明らかにしている．そこから私たちはもっと学ばなければならないだろう．

いじめの影響

　経済協力開発機構（OECD）の報告[3]によると，生徒の23％が少なくとも月に数回いじめの被害に遭っている．つまり，いじめの問題は日本にとどまらず，世界の問題になっていて，その影響，いじめ予防プログラムの開発とその効果について，世界中で研究が進んでいる．

　たとえば，Armitage[4]は，これまでのいじめに関する研究を概観したうえで，いじめの被害者も，加害者も，加害被害者（加害と被害の両方を経験している者）も，成績が下がる，欠席が増えるなどの教育的影響，小児期から思春期の希死念慮，自殺企図，喫煙やアルコール依存など，健康面への影響，成人期のうつ病，不安症，パニック症等など，多くの影響があると警告している．Wolke, Lereya[5]は，これまでのいじめ研究を振り返って，3人に1人がこれまでに一度はいじめを受けたことがあると報告し，10～14％が6か月以上続く慢性的ないじめを経験していると結論づけている．さらにいじめの影響は，養育者や他の大人が加害者である虐待よりはるかに深刻であり，いじめ被害は，思春期の境界性人格症状や精神病体験を予測するだけでなく，成人期の不安症，うつ病の診断リスクを高めるなど，長期的なリスクを高めるとしている．

　Idsoe ら[6]は，いじめとトラウマに関する研究論文をレビューした結果，いじめと PTSD 症状の関連が明らかになっていること，いじめられた 10 代の若者のうち，30 〜40 ％が PTSD 症状の臨床的カットオフを上回っていることを報告し，いじめは従来の基準で PTSD とされているものよりも複雑な後遺症を引き起こしていることは明白だと結論づけている．

　Shireen ら[7]は，若者の自殺といじめ被害の関連について，子どもと青年を対象に実施された 28 の研究についてレビューを行っている．その結果，いじめ被害と自殺，いじめ被害とメンタルヘルスの悪化には強い関連があること，このことにジェンダーが深くかかわっていることを指摘している．

　Mckay ら[8]は，いじめに限らず，小児期のトラウマ体験が成人期の精神疾患にどのように関連があるのか，長期的なコホート研究のシステマティックレビュー・メタアナリシス研究を行った．ここでは，いじめだけでなく，米国疾病対策予防センターの逆境的小児期体験（adverse childhood experiences：ACE）[9]としての 10 の項目（精神的，身体的，性的虐待，精神的ネグレクト，ネグレクト，家庭内暴力の目撃，家庭内物質乱用，家庭内精神疾患，養育者の喪失，養育者の投獄）に，仲間，恋愛関係のうち本人がトラウマとして経験したものを加えているが，結果として精神疾患と関連が強くみられたのが，精神的虐待，身体的ネグレクト，養育者の喪失，一般的な虐待といじめ（被害，加害，頻度）であり，いじめ被害が，いわゆる虐待と比較しても深刻な影響を与えていることを示している．

　さらに筆者らのグループは，いじめ被害を含んだ，学校における傷つき体験を学校 ACE と名づけ，20〜34 歳の日本人 4,000 人を対象にした調査を行った[10]．その結果，学校 ACE の経験者は全体の 55.1 ％（いじめ被害体験者は 50.5 ％）であり，従来型の ACE の経験者の 35.9 ％を大きく上回っていることがわかった．また，成人期のメンタルヘルスは，学校 ACE と従来型の ACE の両方と関連があったのに対し，引きこもりに関連があったのは学校 ACE のみであることがわかった．さらに細かくみると，いじめの被害は，教師からの被害よりもさらに影響力が大きいことが示唆されていた（表 1）．

　つまり，**いじめは私たちの思っている以上に成人期に影響を与える**．それは家庭における虐待以上であり，特に社会適応に関することについて，その関連は強く，逆にいうならば，いじめをなくすことにより，引きこもりをはじめとする，社会適応の問題を予防できる可能性が高いのである．もっとも引きこもりは，「家庭が安全だから」引きこもることが可能になる．また学校は子どもにとって社会との最初の接点となる．いじめを含めた学校での傷つき体験がこのような影響を与えるのは当然のことなのかもしれない．

表 1　学校 ACE のメンタルヘルス，引きこもりとの関連

	成人期のメンタルヘルスとの関連 OR（95 ％ CI）	引きこもりとの関連 OR（95 ％ CI）
ACE	1.25（1.17,1.33）*	1.01（0.90,1.14）
学校 ACE（教師関連）	1.33（1.19,1.49）*	1.23（1.01,1.51）*
学校 ACE（いじめ関連）	1.60（1.40,1.83）*	1.37（1.06,1.78）*

＊ p<0.05
〔Wakuta M, et al.: Adverse childhood experiences : impacts on adult mental health and social withdrawal. Front Public Health 11 : 1277766, 2023〕

　ちなみにユネスコのレポート[11]によると，2002年以降，約半数の国でいじめの被害率が減少しているとのことである．このレポートには残念ながら日本のデータは含まれていないが，日本は文部科学省のいじめ認知件数[2]をみる限り，いじめが減っているとは思えない．つまり，日本では，いじめの予防についていまだに有効な対策を見出せず，日本の子どもたちは，今もなお，いじめによる被害を受け続けているのである．

いじめから不登校，不登校から引きこもり，依存，メンタルヘルスの問題へ

　文部科学省の「児童生徒の問題行動・不登校等生徒指導上の諸課題に関する調査」[2]によると，2023年度の不登校の児童生徒数は約35万人となり，過去最多となっている．同調査では，不登校の児童生徒について把握した事実としていじめ被害があった者が，小学生で1.8％，中学生で14.4％にとどまるとのことである．なおこの調査で最も多かったものは「学校に対してやる気が出ない」であり23.1％となっている．

　一方，文部科学省は「令和2年度不登校児童生徒の実態調査」[12]を行っている．この調査の対象は，「調査への協力が可能と回答があった対象学校に通う小学校6年生又は中学校2年生で前年度（令和元年度）に不登校であった者のうち，調査対象期間に，学校に登校又は教育支援センターに通所の実績がある者」と，不登校の児童生徒およびその保護者になっている．

　残念ながら回収率が小学6年生で11.7％，中学2年生で8.2％と少数だが，この調査結果では「最初に（学校に）行きづらいと感じ始めたきっかけ」として，「友達のこと（いやがらせやいじめがあった）」としている者が，小学6年生で25.2％，中学2年生で25.5％と約4分の1を占めている．

　加えて，筆者が所属する公益社団法人子どもの発達科学研究所は，文部科学省の委託を受けて，不登校に関連する要因に関する調査[13]を行った．この調査では，4つの教育委員会の協力を得て，不登校の児童生徒とそうでない児童生徒の比較を行い，不登校に関連する要因を明らかにしたが，当然，いじめ被害には，強い関連がみられた．具体的には，不登校でない，いわゆる一般の児童生徒のうち，いじめ被害があったとしている者は15.0％だったのに対し，不登校の児童生徒では，その26.2％にいじめ被害があった（オッズ比2.00）．さらには，同じことについて教師に回答を求めたところ，不登校のない，いわゆる一般の児童生徒のうちいじめ被害経験があったと教師が認識している者は3.9％だったのに対し，不登校の児童生徒は4.2％であり，そこに有意差はみられなかった．つまり，**いじめ被害は不登校のリスクを高める可能性があるだけでなく，教師が認知することが難しいことを示唆している**（表2）．

　つまり，文部科学省が行っている調査は，教師が回答している以上，いじめについ

表2　不登校に関連する要因調査の結果

	不登校でない児童生徒のいじめ被害経験	不登校の児童生徒のいじめ被害経験	オッズ比
児童生徒回答	15.0％	26.2％	**2.00**（有意差あり）
教師回答	3.9％	4.2％	1.09

〔子どもの発達科学研究所：不登校要因分析に関する調査研究報告書. 2024　https://kohatsu.org/20240325research-report/（2024/12/25参照）〕

て信頼できるデータを提供しているとはいえず，その状況はもっと深刻であると考えられるのである．

すでに述べたとおり，いじめ被害などの学校 ACE は，成人期のメンタルヘルスだけでなく，引きこもりと強い関連がある．とすると，日本で現在，社会問題化している若者の不就労・ニート，引きこもり，インターネット依存等の要因に，いじめ被害がある可能性は高いといわざるをえないのではないだろうか．

では，どうすればいいのか？

さまざまな研究がいじめ被害の深刻な影響を語っている以上，いじめをすぐにやめさせなければならない，もしくは予防しなければならない．だが，いじめ防止対策推進法が施行され，いじめ対策が行われているのにもかかわらず，いじめ認知件数は高止まりし，いじめに起因した自殺など，重大事態は減る様子がみられない．

では，どうすべきであろうか．

こうした状況に対し，いくつか動きがみられている．たとえば 2023 年 4 月に発足したこども家庭庁[14]は，その発足の年から，「学校外からのアプローチによるいじめ解消の仕組みづくりに向けた手法の開発・実証」事業をはじめている．これは，いわゆる首長部局にいじめ対策の組織をおき，学校，教育委員会の外から，いじめの相談や対策を行うものであり，2024 年現在，全国 12 の自治体が行っている．筆者が所属する子どもの発達科学研究所は，いじめ対策にかかわる専門機関として，この事業を行う自治体に対して伴走支援を行っているが，それぞれの自治体のやる気は大きく，今やいじめは学校，教育委員会だけで対応するべきものではないかたちになっている．

いじめ被害を受けている人に対する支援，治療は，いじめ被害を止めることが前提[6]である．いじめ防止対策推進法[1]にも，その旨は明記されている．ただし学校，教育委員会は，いじめに関して，いじめが起こった場を管理しているという意味で当事者であり，そのために対応が遅れたり不十分になってしまったりしていたことが，多くのいじめ重大事態報告書で指摘されているところである．そうした意味で，学校外からのいじめ対策は重要であろう．

もっともこうした対応の多くが，いじめが起こったことを前提とした取り組みである．この傾向はいまだに強く，総務省のいじめ対策に対する勧告[15]でも，その中心は，発見したいじめ事案にいかに対応するのか，重大事態にしないためには何をすべきかなどになっている．

もちろん，起こってしまったいじめへの対策を行うことは重要である．いじめに起因した自殺，不登校など，起こらないほうがいいに決まっているが，それでは，いじめそのものを減らすことができない．本来，私たちがすべきなのは，**いじめの予防**であり，「いじめがあるのは，仕方がないことだ」「子ども時代に誰もが通過する儀式のようなものだ」「いじめに負けるようではダメだ」のような，従来の考え方を変えることだ．

そうしたなか，文部科学省の動きに変化がみられている．2023 年 3 月に，永岡文部科学大臣（当時）のもとで取りまとめられた「誰一人取り残されない学びの保障に向けた不登校対策（COCOLOプラン）」[16]では，不登校の対策として，学校風土の向上など，予防の観点が取り入れられた．ちなみに，学校風土の向上は，いじめの予防にも

効果が高いことから，この COCOLO プランは，いじめ予防対策としても期待される
ところである．加えて，いじめの予防について，令和 7 年度の文部科学省概算要求の
なかで言及されはじめており，教育委員会によっては，いじめ予防への包括的取り組
みをはじめたところも出てきている[*]．

　いじめが，子ども時代の健康，学業，出席，成人期の健康に影響を与えることはす
でに証明されており，そうした意味で公衆衛生上の問題[18]だということができる．と
するならば，まずは正しい認識を広めることからはじめるべきだろう．かつて電車の
中でも，レストランでも喫煙が許されていたが，今は喫煙が健康に悪影響を及ぼすこ
とが知られ，制限がかかるようになった．同様のことを，いじめにおいても行わなけ
ればならない．

　現在，世界の研究は，学校ベースの包括的な介入が子どもや青年のいじめを大幅に
減らすことができることを示している[4]．子どもたちに対して，そして関係する大人
に対して，いじめ予防および対応の包括的なアプローチを行うことが，今こそ必要な
のである．

●引用文献

1) 文部科学省：いじめ防止対策推進法. 2013　https://www.mext.go.jp/a_menu/shotou/seitoshidou/1337278.htm（2024/12/25参照）
2) 文部科学省：令和5年度児童生徒の問題行動・不登校等生徒指導上の諸課題に関する調査. 2024　https://www.mext.go.jp/content/20241031-mxt_jidou02-100002753_1_2.pdf（2024/12/25参照）
3) OECD: PISA 2018 Results（Volume III）: What School Life Means for Students' Lives. https://www.oecd.org/en/publications/pisa-2018-results-volume-iii_acd78851-en.html（2024/12/25参照）
4) Armitage R: Bullying in children: impact on child health. BMJ Paediatr Open 5 : e000939, 2021
5) Wolke D, et al.: Long-term effects of bullying. Arch Dis Child 100 : 879-885, 2015
6) Idsoe T, et al.: Bullying Victimization and Trauma. Front Psychiatry 11 : 480353, 2021
7) Shireen F, et al.: Trauma experience of youngsters and teens: A key issue in suicidal behavior among victims of bullying? Pak J Med Sci 30 : 206-210, 2014
8) Mckay MT, et al.: Childhood trauma and adult mental disorder : A systematic review and meta-analysis of longitudinal cohort studies. Acta Psychiatr Scand 143 : 189-205, 2021
9) Felitti VJ, et al.: Relationship of childhood abuse and household dysfunction to many of the leading causes of death in adults. The Adverse Childhood Experiences（ACE）Study. Am J Preve Med 14 : 245-258, 1998
10) Wakuta M, et al.: Adverse childhood experiences : impacts on adult mental health and social withdrawal. Front Public Health 11 : 1277766, 2023
11) UNESCO Digital Library : Behind the numbers : ending school violence and bullying. 2019　https://unesdoc.unesco.org/ark:/48223/pf0000366483（2024/12/25参照）
12) 不登校児童生徒の実態把握に関する調査企画分析会議：不登校児童生徒の実態把握に関する調査報告書. 文部科学省, 2021　https://www.mext.go.jp/content/20211006-mxt_jidou02-000018318_03.pdf
13) 子どもの発達科学研究所：不登校要因分析に関する調査研究報告書. 2024　https://kohatsu.org/20240325research-report/（2024/12/25参照）
14) こども家庭庁：学校外からのアプローチによるいじめ解消の仕組み作りに向けた手法の開発・実証事業について. 2023　https://www.cfa.go.jp/policies/ijime-boushi/ijime-approach

---

[*] 筆者が所属する（公社）子どもの発達科学研究所[17]では，いじめの予防を中心とした包括的いじめ予防プログラム TRIPLE-CHANGE を開発し，すでにいくつかの教育委員会および学校現場に提供している．

15）総務省：いじめ防止対策の推進に関する調査結果に基づく勧告．2018　https://www.soumu.go.jp/main_content/000538674.pdf

16）文部科学省：誰一人取り残されない学びの保障に向けた不登校対策（COCOLOプラン）．2023　https://www.mext.go.jp/a_menu/shotou/seitoshidou/1397802_00005.htm

17）子どもの発達科学研究所ホームページ．https://kohatsu.org/

18）Slutkin G：Reducing violence as the next great public health achievement. Nature Human Behavior 1：0025, 2017

（和久田学）

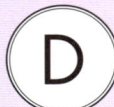 社会の価値観が生む教育虐待

POINT

- マルトリのなかには「子どもにとってよいこと・必要なこと」と社会的に是認されてきた「教育虐待」が存在する.
- 教育をめぐる「軽微なマルトリ」の「長期にわたる」集積が，C-PTSD を生むことがある.
- 教育に関する社会的な価値観を振り返り，マルトリ予防のアクションを起こすことが必要である.

はじめに

　マルトリ（虐待やネグレクト）のなかには，教育やしつけという，養育者から子どもに対する本来望ましい行為とされるものを名目とした虐待がしばしばみられる．しかし長年それが問題と認識されてこなかった．教育やしつけは子育てに必要と考えられ，それを否定するような言辞は受け入れられにくかったのだろう．また，マルトリは貧困や無知などの問題のある家庭に起こるものと思われやすく，エリート層，知識層の養育者，あるいはそこをめざす教育熱心な養育者による虐待の存在は一般に受け止められがたかったのではないかと思われる.

　近年やっと，教育虐待が子どもの健全な発達を阻害する深刻な問題として注目されはじめた．本項では，改めて教育虐待の定義，現状とその背景の社会的要因について考察し，今後のアクションを提案する.

教育虐待の定義

　教育虐待とは，**養育者が子どもを思い通りに育てようとして，教育やしつけを名目に行う心理的，身体的虐待である**[1]．子どもの意志や感情を尊重せず，やらせるべきと思ったことを無理強いし，子どもの心身を壊す行為である.

教育虐待の現状

　一般に家庭教育の方針や家庭内で起こることに関しては養育者に権利と責任があると考えられ，子どもも養育者を悪くいわない/いえないため，大問題になるまで，あるいは子どもが家庭から独立するまで，第三者が実態を知ることは難しい．ここでは，2023 年 9 月から 2024 年 2 月にかけて，SNS 上のよびかけに応じた被害者，加害者約

20名へのヒアリング結果とネット上の当事者の投稿等に基づき，教育虐待の様相を3つに分けて記述する．

①養育者による子どもの人生のコントロール

受験，試合やコンクールの勝利，技術の習得やしつけなどのために，子どもの日常生活を厳しく管理し，目標が達成されないと子どもを叱責，罵倒，無視し，体罰や行動制限等の制裁を加え，子どもを人格否定する言動をエスカレートさせる極端な事例である．

近年では，滋賀医科大学生母親殺害事件[2]や，鳥栖両親殺害事件[3]，名古屋小六受験殺人事件[4]などがある．

これらの事例の共通項は，**養育者に虐待の認識がほぼなく，問題に気づいている人たちがいたにもかかわらず，子どもに支援の手がさしのべられなかったということである**．

②学業や習いごとの過剰な強制

事件には至らないものの，子どもが学業や習いごとを強制され，被害者は養育者を「毒親」とよぶほど深く傷つき，生涯恨み続けるような事例である．スパルタ教育はこれに相当する．

このような事例では，養育者は「やればできる」「我慢させれば後によい生活が待っている」と子どもに期待を寄せ，努力を強いる．子どもは，養育者に愛されたいため，日常生活を維持するため，経済的に従わざるをえないため，養育者に同調し，自分でも努力を試みる．そして，むしろ養育者の成績至上主義の価値観を取り入れて内在化する．しかし，子どもが頑張れば頑張るほど，養育者の期待と要求はヒートアップする．子どもは養育者の姿勢に疑念を抱くようになるが，そのことでかえって制限が厳しくなったり言い負かせられたりするため，抵抗をあきらめ，「嫌だ」という気持ちを抑えて生活する．

それでも対応しかねる状況に，心身の限界を迎えた子どもは，反抗的にふるまったり，うつや自傷行為などの精神症状を出したり，家庭外で問題を起こしたりしはじめる．しかしそうなっても，自分が正しいと信じる養育者は，自分の言動の問題をなかなか認識できずむしろ子どもに問題が生じたと受け止め，「子の不出来」を嘆く．自分の対応で子どもが複雑性PTSD（C-PTSD）を呈している可能性があるとは思いもよらない．

問題を複雑化するのは，このような経緯を経て，子どもが結果的に養育者の思惑通りに経済的成功や社会的地位を手にすることがある社会の現実である．学歴や地位を獲得し「勝ち組」に入れた者が，生涯，自己否定の気持ちや抑うつ状態を抱え続けることは少なくない．それでも「経済的に恵まれた生活」を獲得しやすい位置，「学生時代からの知人が多く得な階層」に入れるので，精神症状と育てられ方との関係性は問われず，子どもが厳しかった養育者に感謝することもしばしばある．

一方，子どもが養育者に反発できる場合，暴力，家出，非行など，人生にマイナスになりかねない反社会的行動によって養育者や家庭環境から逃れようとすることもある．家庭外に理解してもらえる人や環境を探して行動を起こすのである．このような行動は，社会の理解を得られずに「思春期の反抗」と一括りにされることがある．

③日本社会に流布している身近な教育虐待

　一方，より一般的にみられる教育虐待は，「軽微なこと」の「長期に渡る」集積によるものである．養育者はしばしば，

・発達に，休息や回復，学びの定着のための時間が必要であることを知らず，日常的に睡眠時間や自由な遊びの時間を奪う．
・体験に基づいて意味を理解できる学びでないと効率がよくないばかりか応用実践しがたいことを知らず，単純な暗記，詰め込みを継続的に強要する．
・体と脳と心が連動して機能すると知らず，長時間の鍛錬で成績が向上すると信じて，友人関係，家族団欒や家事手伝い，身体活動よりも，塾や習いごとや宿題を優先させる．
・兄弟姉妹や友だちと比較し，好きなことややりたいことを制止し，夢をあきらめさせたり，できない理由を並べたりする．

　行動の制約や無意味な作業の繰り返し，やりたいことの否定，じわじわとした叱責や気軽に投げられる人格否定のことばなどが日常的に繰り返され，抵抗できない子どもたちは無力感を募らせ，「どうせ自分など」と活力を失っていく．これらのありふれた行為は明確に虐待とはよびがたいものである．たとえば子どもが養育者を殴れば家庭内暴力といわれるが，養育者が子どもを殴るのは正当な罰であるとされてきた．日本にはまだ子育てに体罰が必要と考える大人が4割いるのである[5]．体罰を含め，養育者による子どもの人権侵害を虐待とよぶことはまだ日本では納得がいかない人が多いだろう．

　とりわけ，自分自身が学業や習いごとの苦しさを乗り越えて今がある，あるいは努力や支援の不足で成功を得られなかったと考える養育者，逆に楽に勉強などができて子どもの大変さに共感できない養育者は，子どもにさらなる努力を強いることが少なくない．

　教育虐待は実は身近なところで起こっているのである．実際に，「日本の子どもたちの多くは，虐待を受けている子どもたちと同じ身体症状を呈していると解釈できる」という研究結果[6]もあり，子どもたちの高次神経活動や前頭葉等の働きが年々被虐待児に近づいていることが指摘されている．これに関連して，国連子どもの権利委員会は，2004年に日本政府に対し「教育制度の過度に競争的な性格が児童の心身の健全な発達に悪影響をもたらし，児童の可能性の最大限な発達を妨げること」を指摘し，2019年には，「児童が幼少期及び発達を社会の競争的性質によって害されることなく享受できるよう確保するための措置をとること」と勧告している．

　しかしこのような状況は，日本の競争的な価値観の社会のなかで長年慣習として継続してきた．汎化しているがゆえに，子ども自身も気づきにくい．マルトリ（「不適切な養育」「避けるべき子育て」）の指摘[7]などによって問題が認識されるようになってきている途上であるといえるだろう．

背景にある社会的要因

教育虐待の背景には，社会的・文化的な要因がある．6つの要因で説明する．

①養育者と子どもの上下関係を重視する文化

養育者と子どもの上下関係を重視する宗教や文化のもとでは，養育者は子どもを導く存在とみなされ，子どもは養育者に反抗することがもってのほかとされる．日本以外にも，韓国，中国やインド，タイなどアジア圏の国々などで教育虐待が広くみられる．

②子どもの人生の責任が養育者にあるという考え

子どもが多様な人々の影響を受けて育つのであれば，養育者が一手に責任を負う必要はないが，核家族化の時代には，養育者の方針や方法が，子どもの育ちに直に反映され，子育てと子どもの育ちの因果関係が見えやすい．養育者が子どもの育ち具合，しかも社会経済的地位で評価される状況下で，養育者は自己評価のためにも教育虐待に至ってしまうことがある．

③人権概念の欠如

日本は人権の理解が行きわたらず，子どもたちにも十分に告知されていない．11月20日の世界こどもの日を知る人は少なく，子どもアドボケイトや子どもオンブズマンといった概念も行きわたっていない．子どもの意見を聞くとわがままを助長するという誤解が根強く，近年の受験の低年齢化も，子どもが養育者のいうことを聞く小さいうちから勉強させたほうが御しやすいからという．それが近年，教育虐待の現象を加速させている原因の1つといえるだろう．

④教育格差が経済格差に直結する社会構造

ヒエラルキーが明確な社会では，「生き残る」ことが大切で，富裕層は，階層再生産のために，貧困層は階層再生産からの脱却のために，教育に力を入れる[8]．養育者たちは今の子どもの笑顔よりも，将来の子どもの生活不安への対応を気にしてしまう．その結果，目の前の子どもの苦しみと将来の困難がみえなくなってしまうのである．

⑤人の発達に関する無知と誤解

子育てを経験的に身につける機会が少ない今，キュウリも育てた経験のない養育者たちが，生物学的に未熟なヒトの子を育てることは難しい．それにもかかわらず養育者は育て方を評価されると感じ，よい結果を出そうとする．しかし日本では子どもを尊重して対話で育てる方法があまり知られていない．そういった状況が「やりすぎ教育[9]」を後押ししている．

⑥養育者のジェンダーや学歴に関するコンプレックス

特に女性の能力が正当に評価されず，子育ての負担が多くかかる日本では，母親が子どもに自分を投影し，より高い社会経済的位置におくことを目標にして，自分の気持ちを昇華しようとすることがある．教育虐待は，このような悲劇的な養育者と子ど

もの一体化によっても起こることがある．

教育をめぐるさまざまなマルトリ

教育虐待は，センセーショナルな事件報道や「毒親」といったことばなどによって，その加害者が非難されがちである．しかし，子ども想いの養育者の行為が加害になりうるのが教育虐待である．虐待行為は決して許されないが，教育虐待は，養育者が「子どもの成長発達にとって何がよいことか」を思い違いしていたり，自分の言動が子どもに与えるつらさに気づけなかったり，言動を変えることができなかったりした結果として起こっていることに留意する必要がある．

また，教育虐待は養育者から子どもに対する虐待だが，実は教育やしつけを理由とした虐待は，子どもを育てる，指導する立場の大人たちからもなされている．学校で先生がしていれば教室マルトリートメント[10]といわれ，塾やスポーツクラブ，学童や習いごとの指導者からなされる場合も含めて，大人たちが社会のなかでしている場合はエデュケーショナル・マルトリートメントとよばれる[9]．

そのため，教育虐待は，養育者と子ども間の問題であると限定して捉えるのではなく，エデュケーショナル・マルトリートメントという視点，さらにいえば図1のようにマルトリートメントを生み出す社会に視点を広げ，社会的マルトリートメントという概念から考える必要がある[11]．図1は，その概念図である[12]．

今後のアクションの提案

かつて日本では，貧困から脱出するために教育によって身を立て名をあげ励むことが推奨された．しかし現在，教育によって子どもの発達が阻害され，心が病み，ときに命にかかわる問題が発生しており，それは本末転倒である．私たちが社会的な意味でマルトリしていないか，改めて考えるべき時期である．

本項の最後に，社会から教育をめぐるマルトリをなくすアクションの提案をしておきたい．

①社会の価値観によるマルトリの発生に気づきアクションを起こす

教育虐待やエデュケーショナル・マルトリートメントが，日本社会に膾炙する価値観に基づいて行われているという認識をもち，気づいた人から価値観を変えるアクションを起こす必要がある．筆者らは2023年度から毎年，社会的マルトリートメント予防全国集会を開催し，今後，各地域で予防のアクションを起こす方策を検討している．またリーフレット[12]を作成し配布している．

②人権教育の推進

誰もが子どもの人権や弱者の人権について学び，他者への共感性をもち，自分の行為を振り返ることができるようになることが必要である．

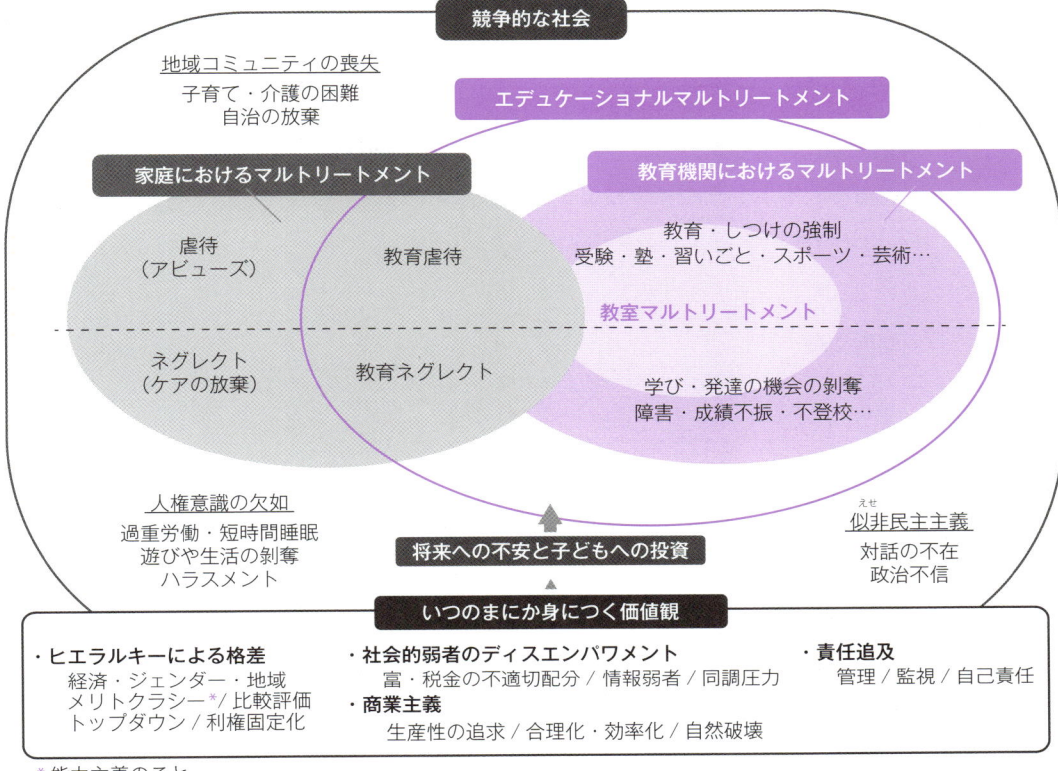

図1 **社会的マルトリートメント概念図**
〔一般社団法人ジェイス：社会的マルトリートメント概念図.「大人のものさし見直そう」社会的マルトリートメント解説リーフレット. 2024〕

③乳児期からの尊厳の尊重

　子どもの尊厳の尊重のためには，大人が子どもと対等の関係で接する技術の習得が必要である[13]．それはつまり，乳幼児の「声」を聴く技術，子どもと民主的に対話する技術，子どもが選択肢から選ぶ機会を与える技術，体罰を用いない子育ての技術などである．誰もがそれらを学ぶ機会が必要だろう．

④社会的親[11]のいる地域社会の再構築

　子どもは生物学的親のみで育つわけではない．養育者が育てる力に欠けるときは，地域の大人が皆で「社会的親」として子育てすればよい．子どもという社会の宝を皆で育てるコミュニティの新しいモデルの構築が喫緊の課題といえるだろう．

⑤教育虐待に関する研究の推進

　教育虐待をエデュケーショナル・マルトリートメントという概念から捉えた書籍[1]や，社会的マルトリートメントの予防に関する報告書[11]も出されるようになったが，その数はまだ多くない．教育虐待が広く研究され議論が深められることが必要である．

おわりに

　教育虐待は，価値観の転換によって予防が可能なマルトリである．一人ひとりが気づき，考え方を変え，子どもたちを救い出す具体的なアクションを開始することが必要である．本項がその一助となることを願っている．

● 引用文献

1）大西将史，他，（編著）：エデュケーショナル・マルトリートメントの理解と対応　教師と支援者が「教育虐待」を防ぐためにできること．中央法規，2024
2）齊藤　彩：母という呪縛，娘という牢獄．講談社，2022
3）武田信子：鳥栖両親殺人事件　教育虐待への復讐．2023　https://note.com/nobukot/n/ncecf34b7ff1d（2024/1/7参照）
4）武田信子：教育虐待：名古屋小六受験殺人事件．2019　https://note.com/nobukot/n/n6a13ba60db75（2024/1/7参照）
5）セーブ・ザ・チルドレン・ジャパン：子どもの体やこころを傷つける罰のない社会を目指して　子どもに対するしつけのための体罰等の意識・実態調査結果報告書　2021年版．2021
6）野井真吾：子どもの"からだと心"クライシス　「子ども時代」の保障に向けての提言．かもがわ出版，2021
7）島田浩二，他：脳科学から考える　マルトリ予防のすすめ　地域社会みんなでともに育ち合うために．福井大学子どものこころの発達研究センター，2020
8）森田友華：家庭における過剰な教育の社会要因の考察―教育虐待を行った親のライフヒストリーに着目して．日本家族社会学第34回大会発表論文集，2024
9）武田信子：やりすぎ教育．ポプラ新書，2021
10）川上康則（編著），武田信子，他（著）：不適切な関わりを予防する　教室「安全基地」化計画．東洋館出版社，2023
11）一般社団法人ジェイス：「社会的マルトリートメント」概念の構築〜「社会的親」のあり方の検討のために．2023年度日本子ども家庭福祉学会民間団体活動推進調査研究事業報告書，2024
12）一般社団法人ジェイス：社会的マルトリートメント概念図．「大人のものさし見直そう」社会的マルトリートメント解説リーフレット．2024
13）武田信子：あかちゃんはまだ抗議できません．月刊クーヨン5月号：32-35，2024

● 参考文献

・子どものからだと心・連絡会議（編）：子どものからだと心　白書　2024．ブックハウスHD，2024

（武田信子）

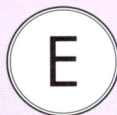

E トラウマとPTSDの違い

- PTSDとは，トラウマとなる出来事に遭遇した後に発症する，しばしば慢性化する精神障害である．
- 子どもがPTSDを呈した場合には，診断基準の症状とは違うかたちで症状が現れる場合があるので注意が必要である．
- 子どもたちの声に耳を傾け，トラウマが隠れている場合は，豊富なリソースで子どもたちを支え，支援者自身も子どもたちのリソースとなれるようかかわっていく姿勢をもつことが重要である．

トラウマ・PTSDの定義

　医学的定義としての「トラウマ」は，「身体が自然に防御することのできない強大な力によって身体の一部が突然損傷し，身体の自然な回復機能によってその負傷から回復することができず，医学的な処置を必要とするような事態」とされている[1]．

　元来「トラウマ(trauma)」の語源は，古代ギリシャ語で"傷"の意味を表す「τραύμα」であった．フロイトが最初に「精神的外傷(physic injury)」を定義したとき，身体的外傷になぞらえており，「過剰な外的な力から人を守っている心理的な皮膚を貫通するような出来事」という定義としていた．このことからトラウマとは，ある出来事が本人の精神的な安定と統合を保つ能力を圧倒し，その限度を超えるようになった状況，つまり，本人が機能し，回復するリソースよりその出来事の力が上回っている状況であるといえる[1]．

　それ以降トラウマとは，心的外傷的出来事のことをさし，強烈な恐怖，孤立無援感，自己統制力の喪失，完全な自己消滅の脅威の4つの要素からなるとされ，当事者が耐えがたいと感じる体験をさしているとされる[2]．具体的には，対人暴力，事故，自然災害，怪我など，自分自身や他人に深刻な危害を加えたり，危害を加えたりする恐れがある経験などがあげられる．

　心的外傷後ストレス症(PTSD)とは，トラウマとなる出来事に遭遇した後3か月以内に一部の人に発症する，しばしば慢性化する精神障害である．国際的に使われている診断基準の1つである米国精神医学会の『精神疾患の診断・統計マニュアル第5版改訂版』(DSM-5-TR，2022年)によると，**侵入症状**，**回避症状**，**認知と気分の否定的変化**，**過覚醒**という4つの症状群によって定義されるものであり，詳細は表1に示す．PTSDの診断基準のなかにおける，A基準で示されるトラウマとしては，「実際にまたは危うく死ぬ，重症を負う，性的暴力を受ける出来事」と定義されている．

　もう1つの基準は，世界保健機関(WHO)による国際疾病分類第11回改訂版(ICD-11)である．「PTSD」の診断基準となるトラウマとして，「**極度に脅威的なあるいは恐**

表1 トラウマとPTSDの違い

	DSM-5-TR			ICD-11	
トラウマ	実際にまたは危うく死ぬ，重症を負う，性的暴力を受ける出来事への，以下のいずれか1つ（またはそれ以上）のかたちによる曝露 ［直接体験する，他人に起こった出来事を直に目撃する，近親者または親しい友人に起こった出来事を耳にする，その出来事に繰り返しまたは極端に曝露される体験をする］			極度に脅威的なあるいは恐怖となる出来事ないしは一連の出来事に曝露 ［たとえば，自然災害や人為災害，戦闘，重大事故，拷問，性的暴力，テロ，暴行，または生命を脅かす急性疾患（心臓発作など）を直接体験すること，突然予期せず，または暴力的な方法で他人が負傷または死亡する恐れがある，または実際に負傷または死亡するのを目撃すること，愛する人が突然，予期せず，または暴力的な死を遂げたことを知ることなどが含まれるがこれらに限定されない］	
PTSD	4症状	侵入症状 記憶想起・悪夢・フラッシュバック・想起による心理的苦痛・想起による生理的反応	3症状	再体験症状 悪夢・フラッシュバックのかたちによる外傷的出来事が今起きているような再体験	
		回避症状 記憶，思考，感情の回避・人，場所，状況など想起に結びつくものの回避		回避症状 思考や記憶の回避あるいは出来事を想起させるような活動，状況，人物の回避	
		認知と気分の陰性変化 想起不能・過剰な否定的信念・ゆがんだ認識・陰性感情・関心の減退・他者と疎遠・陽性感情体験不能		脅威の感覚 今も脅威が高まっているような持続的感覚，過度の警戒心・過剰な驚愕反応	
		覚醒度と反応性の著しい変化 怒り・自己破壊的行動・過度の警戒心・過剰な驚愕反応・集中困難・睡眠障害			
PTSD症状持続時間	1か月以上		数週間		

〔日本精神神経学会（日本語版用語監修），髙橋三郎，他（監訳）：DSM-5-TR 精神疾患の診断・統計マニュアル．医学書院，2023
および飛鳥井　望：ICD-11におけるPTSD/CPTSD診断基準について　研究と臨床における新たな発展の始まりか，長い混乱の幕開けか？トラウマティックストレス 17：73-79，2019 より一部抜粋，ICD11に関しては一部筆者要約〕

怖となる出来事ないしは一連の出来事」とされている（表 1)[3]．ICD-11 のほうはDSM-5 よりもトラウマの定義が広く，具体的ではない曖昧な部分を残しているため，臨床医の柔軟な判断も可能となっている．DSM-5-TR で心的外傷とみなされない出来事でも PTSD 症状が出現していることも明らかとなっており[4]，ICD-11 では PTSD のきっかけとなったトラウマよりも，診断基準の中核症状を重要視しているという見方もできる．今後基準のさらなる再検討が望まれている．詳細な PTSD の診断基準は成書に譲る．

　前述のように，致死的なトラウマ体験への曝露後，生体の全身を巻き込んだ防御反応が起こる．過覚醒，繰り返しその事を思い出して，再度恐怖を感じるフラッシュバック，回避症状などがみられる．曝露後3日目以降1か月までこれらの症状が持続するものを急性ストレス症という．通常は数週間のうちに恐怖が薄れ，脅威の消去が行われ，記憶が整理され，安心感が戻り過覚醒がおさまり，その体験が過去のものとして認識されるようになる．PTSD では，トラウマの記憶が1か月以上にわたって想起され続け，前述の診断基準にあるような症状を伴い，生活面でも重大な影響を引き起こしていることが特徴となる．

　子どもの特徴として，子どもが PTSD を呈した場合には，診断基準の症状とは違うかたちで症状が現れる場合がある．全般的な不安症状，抑うつ症状，明らかに外傷

的出来事とは関係のない新たな恐怖症状，反抗的行動，退行による社会的スキルの低下（ことばの使い方や排泄面），物質乱用や自傷行為といった症状が前景に立っているような場合が認められることも多い[5]．

トラウマ・PTSD の疫学

　国際的にも，子どもや青年の大多数は，成人するまでにトラウマとなる出来事を経験するといわれているが，その割合は国によって異なる．米国での研究で，6,000 人以上の青少年を対象に行われた全国調査では，62 ％の青少年が生涯で少なくとも 1 つのトラウマとなる出来事（暴力，重大な事故や怪我，自然災害，身近な人の死など）を経験しており，19 ％は 3 回以上そのような出来事を経験していると報告されている[6]．2019 年に英国で実施された 2,232 人の子どもを対象とした出生コホート調査では，生涯トラウマ曝露有病率が 31.1 ％と低いことが報告された[7]．日本では成人を対象としたトラウマと PTSD の罹患率を調査した研究において，60 ％の人に何らかのトラウマ体験が認められ，PTSD の生涯有病率は 1.3 ％という結果が出ている[8]．2011 年に発生した東日本大震災で被災した子どもの 2 年後の PTSD 有病率は 6.88 ％であることが示されている[9]．国際的に実施された子どもの PTSD に関する 43 の研究のメタ分析によると，トラウマ的な出来事を経験した子どもの 15.9 ％が PTSD を発症することが示されている[10]．

　子どもの PTSD の有病率は，高所得国では 10〜25 ％，低・中所得国では 75 ％と報告されており，高所得国よりも低・中所得国で高くなっている[11]．

　トラウマに曝されるリスクは，子どもの特性，家庭環境，社会情勢によって異なる．トラウマに曝される全体的な割合は男女でほぼ同じであるが，男性は身体的暴力を受ける可能性が高く，女性は性的暴力の被害者になる可能性が高くなるとされている．養育者による身体的虐待，家庭内暴力の目撃，誘拐などは幼少期の子どもに多く発生し[6]，これらのタイプのトラウマを経験する子どもの約半数は，8 歳までにトラウマに曝されていることが多い．青年期は，事故や性的暴力，身体的暴力，病気による入院や大事な人の予期せぬ死など，他のタイプのトラウマを経験する可能性が高くなる[6]．家庭環境面では，家庭内に継親やその他の血縁関係のない成人がいると虐待のリスクが高いことを反映している可能性があるのか，特に対人暴力を経験するリスクが高くなるとされる．継親家庭の若者は，被害全体の割合が最も高く，実親，きょうだい，継親など，家族の加害者から最も大きなリスクがあることが報告されている[12]．

PTSD 発症のリスク要因

　PTSD のリスク要因は，トラウマとなる出来事の種類によって大きく異なる．生命の危険度が高い出来事は，子どもの PTSD を引き起こす可能性が最も高い．詳細は表2 に示すが，養育者や恋人などからの性的暴力，身体的虐待などの暴力を伴う出来事を経験した子どもは，PTSD 発症のリスクが最も高くなるとされる[13]．身体的または性的虐待を経験した子どもの 30〜70 ％が PTSD を発症するとする報告もある[6]．戦

表2　PTSD のリスク要因

	前トラウマ要因	周トラウマ要因	後トラウマ要因
気質要因	6 歳以前の児童期における情動面の問題／精神疾患の既往／抑うつや気分や不安などの否定的な情動反応を示すパーソナリティ特性		否定的な評価／不適切な対処戦略／急性ストレス症発症
環境要因	低い社会経済的状況／低学歴／以前の心的外傷曝露歴／子ども期の逆境（家族の機能不全、親と子の別離など）／人種的・民族的差別／精神疾患の家族歴	心的外傷の過酷さ（量）／生命の脅威の自覚／身体傷害／特に養育者によって行われた対人暴力、養育者の脅威を目撃したことによる児童の心的外傷	動揺させる、思い出させる物品への曝露の継続／不運な出来事の連続／経済的損失／人種的・民族的差別
遺伝要因・生理学的要因	遺伝性あり（全ゲノム関連データ解析から PTSD のゲノム有意遺伝子座あり）／PTSD への感受性に関する有意な領域遺伝子座もあり		

〔日本精神神経学会（日本語版用語監修、髙橋三郎、他監訳）：DSM-5-TR 精神疾患の診断・統計マニュアル. 医学書院、291-301、2023 より一部改変〕

争や紛争への曝露も、子どもの PTSD 発症のリスクとなる。戦争の影響を受けた子どもたちのメタ分析では、PTSD の有病率が 47％であると報告されている[14]。また、トラウマとなる出来事を多く経験したこどもは、トラウマを一度しか経験しなかった子どもよりも PTSD を発症するリスクが高い[6]。

どんなトラウマを子どもが経験したとしても、養育者が子どもにとってどのくらいリソースになっているかを考えることはとても大切である。子どもは養育者を見ることによって自分の状況が安全か、危険かを判断し、トラウマの意味、原因と結果を理解し、その状況に対してどのように対処をしたらいいかを学ぶものである。しかし、マルトリなど、子どもにとってのリソースとなるべき養育者が危険であると、もともとのトラウマからの回復を得る機会が得られずに社会的発達の機会を失われてしまう。子どもというライフステージにあるがゆえに外的なリソースが反してしまく[1]。子どもが社会とどこかでつながっている場合、かかわっている支援者がいち早く子どもたちのトラウマに気づき、心身の安心と安全を提供し精神的・社会的なリソースになっていくことが強く望まれる。

トラウマから PTSD 発症への機序

トラウマ曝露後に PTSD 発症に至る機序について、色々な観点から研究は進められているが、明らかにはされていない。脳画像研究により、PTSD 患者とトラウマ歴のある対照群を区別する重要な脳領域は明らかにされている。特に、PTSD は、海馬、腹内側前頭前野、扁桃体、島皮質、前帯状皮質など、感情記憶、感情調節、脅威消去、脅威反応に関連する領域があるといわれている。これらの領域は、PTSD で障害される多様

な認知機能と感情機能を支える重要な神経回路の一部である．近年 PTSD における小脳の役割として，高次の認知と感情に大きく貢献していることが実証され，小脳が恐怖学習と記憶に関与していることも報告されている．ある近年の研究では，PTSD 患者はトラウマのある対照群と比較して全小脳容積が小さいことも示されている[15]．ネットワークベースの脳機能研究では，PTSD では中央実行ネットワーク，デフォルト・モード・ネットワーク，顕著性ネットワークの異常が認められており，それによる認知機能障害，侵入的症状・再体験，回避行動，過覚醒症状が出現する可能性が示唆されている[16]．

　また，脳科学だけではなく，自律神経系や血液バイオマーカー研究ではトラウマ・PTSD において，免疫・炎症系の異常がみられることを示す結果が報告され，両者と炎症との関連が注目されている[17]．その他，遺伝子，エピジェネティクスに至るまで，PTSD のバイオマーカーを探るあらゆる研究が進められている．トラウマから PTSD 発症に至る神経生物学的機序の解明により，PTSD の予防・治療・介入・支援にまでつなげられるよう今後の研究に期待したい．

■ おわりに

　トラウマと PTSD の違いについて，定義，疫学，機序についてなど概要を述べた．毎日のように，トラウマとなるようなニュースが飛び交っている今日，自然災害や戦争，予期せぬ事故，いじめなど，子ども時代だけではなく，大人になってからもあらゆるトラウマを誰でも経験する時代である．まずは回復のためのリソースを多くもつことが望まれる．子どもとかかわる関係機関の方々にぜひお願いしたいことがある．**まずは子どもの声を，否定せずに聴いてほしい．**子どもが問題行動を起こしているとき，それはトラウマが隠れているサインかもしれないと考えてほしい．いつも一貫した態度で接し，子どもが安心して心を開くことができる雰囲気のなかで，気持ちを受け止めてほしい．トラウマを経験した子どもたちが頼れるのは周囲の大人しかいない．PTSD にまで至らないように，トラウマの連鎖をつなぐのではなく，豊富なリソースで子どもたちを守っていくことが大人たちの役目である．この日本のなかで少子化が進んでいる現在，一人でも多くの心身ともに健全な子どもたちを，養育者だけではなく，社会全体で育んでいくことが求められている．

● 引用文献

1) メリレーヌ・クロアトル，他（著），金　吉晴（監訳），河瀬さやか，他（訳）：児童期虐待を生き延びた人々の治療　中断された人生のための精神療法．星和書店，1-13，2020

2) Andreasen NC: Posttraumatic Stress Disorder. In : Kaplan HI, et al.（eds），Comprehensive Textbook Of Psychiatry/IV. Williams & Wilkins, Baltimore, 918-924, 1985

3) 飛鳥井　望：ICD-11における PTSD/CPTSD 診断基準について　研究と臨床における新たな発展の始まりか，長い混乱の幕開けか？トラウマティックストレス17：73-79，2019

4) Hyland P, et al.: Does requiring trauma exposure affect rates of ICD-11 PTSD and complex PTSD? Implications for DSM-5. Psychol Trauma 13 : 133-141, 2021

5) Cohen JA, et al.: Practice parameters for the assessment and treatment of children and adolescents with

posttraumatic stress disorder. J Am Acad Child Adolesc Psychiatry 37（10Suppl）: 4S-26S, 1998

6） McLaughlin KA, et al.: Trauma exposure and posttraumatic stress disorder in a national sample of adolescents. J Am Acad Child Adolesc Psychiatry 52 : 815-830. e14, 2013

7） Lewis SJ, et al.: The epidemiology of trauma and post-traumatic stress disorder in a representative cohort of young people in England and Wales. Lancet Psychiatry 6 : 247, 2019

8） Kawakami N, et al.: Trauma and posttraumatic stress disorder in Japan: results from the World Mental Health Japan Survey. J Psychiatr Res 53 : 157-165, 2014

9） Fujiwara T, et al.: Symptoms of Post-Traumatic Stress Disorder Among Young Children 2 Years After the Great East Japan Earthquake. Disaster Med Public Health Prep 11 : 207-215, 2017

10） Alisic E, et al.: Rates of post-traumatic stress disorder in trauma-exposed children and adolescents: meta-analysis. Br J Psychiatry 204 : 335-340, 2014

11） Watson P: PTSD as a Public Mental Health Priority. Curr Psychiatry Rep 21 : 61, 2019

12） Turner HA, et al.: Family structure variations in patterns and predictors of child victimization. Am J Orthopsychiatry 77 : 282-295, 2007

13） Copeland WE, et al.: Traumatic events and posttraumatic stress in childhood. Arch Gen Psychiatry 64 : 577-584, 2007

14） Attanayake V, et al.: Prevalence of mental disorders among children exposed to war : a systematic review of 7,920 children. Med Confl Surviv 25 : 4-19, 2009

15） Huggins AA, et al.: Smaller total and subregional cerebellar volumes in posttraumatic stress disorder : a mega-analysis by the ENIGMA-PGC PTSD workgroup. Mol Psychiatry 29 : 611-623, 2024

16） Akiki TJ, et al.: A Network-Based Neurobiological Model of PTSD : Evidence From Structural and Functional Neuroimaging Studies. Curr Psychiatry Rep 19 : 81, 2017

17） Hori H, et al.: Inflammation and post-traumatic stress disorder. Psychiatry Clin Neurosci 73 : 143-153, 2019

（倉田佐和）

F マルトリの生物学

1 エピジェネティクス

POINT

- ストレスは心理的・生物的に個人や社会に深刻な影響を及ぼし，特に慢性的なストレスは心身の多くの疾患(PTSD，不安症，心臓病，がんなど)のリスクを増大させる．
- エピジェネティクスは DNA 配列を変化させることなく遺伝子発現を調節する仕組みであり，特にストレスや虐待などの環境要因によって遺伝子発現が変化し，生涯にわたる健康や行動に影響を与える．
- *FKBP5* はストレスホルモンの応答を調節し，特定の遺伝子多型が幼少期のトラウマやストレス経験と相互作用して PTSD 発症リスクを高めることがわかっている．

ストレスの生物学

　　ストレスへの曝露は，個人だけでなく家族やコミュニティなどにも大きな心理的，生物的影響を及ぼす可能性がある．特に，戦争や災害，事故や犯罪，マルトリ(虐待やネグレクト)やいじめなどの衝撃的な出来事によるトラウマ(心的外傷＝心の傷)は，心的外傷後ストレス症(PTSD)や大うつ病，不安症など，さまざまな精神疾患の発症につながる可能性がある[1]．またストレス症状は，トラウマによるものだけでなく，学校や職場，看護や介護など個人の長期間にわたる出来事によっても生じる可能性がある．生涯にわたる慢性ストレスは，心臓病などの循環器疾患や慢性肺疾患，肥満，がん，精神疾患(自殺企図や念慮，不安，PTSD)，物質乱用など，さまざまな病気を発症しやすくなることが明らかにされてきた[1]．

　　ストレッサーに対する生体の生理的応答，つまりストレス系は，大きく分けて，青斑核/ノルエピネフリン－交感神経系(norepinephrine–sympathetic nervous system：LC/NE-SNS 系)と，視床下部－下垂体－副腎系(hypothalamic-pituitary-adrenal axis：HPA 軸)の2つに分類することができる．ストレス系は，通常の場合，系が活性化することにより，生存環境において個体が生存する確率を高めるような適応行動や生理的変化を導くものであるが，ストレス系の慢性的な活性化や異常なレベルでの活性化は，生体にとって有害な事象をもたらしうる[2,3]．LC/NE-SNS 系の活性化は，ストレッサーに対する急性応答であり，いわゆる「闘争か逃走か」反応とよばれているように，ストレッサーに対して能動的に対処する行動が誘発される．この反応は，体内に広く分布している交感神経シナプスからのノルアドレナリンの放出と副腎髄質からのアドレナリンの放出によって生じている．PTSD との関連では，PTSD 患者において，中枢神経系および末梢系の両方でノルアドレナリン系の賦活が増加することが，およそ一貫して報告されている[2,3]．

　ストレスに対する急性応答に続くストレス反応には，グルココルチコイド（ヒトの場合はコルチゾール）が関与する．この反応は，ストレスシグナルが視床下部に働きかけ副腎皮質刺激ホルモン放出ホルモン（corticotropin-releasing hormone：CRH）の放出を促すことによって開始され，下垂体前葉から副腎皮質刺激ホルモン（adreno-corticotropic hormone：ACTH）が放出され，ACTH は副腎皮質からのコルチゾールの分泌を刺激する[2,3]．PTSD に罹患した成人の内分泌学的研究では，多くの場合，HPA 系における機能異常を示唆しており，脳脊髄液（cerebrospinal fluid：CSF）における CRH の基準濃度が上昇している一方で，尿中コルチゾール濃度が低下していることが報告されてきた[2]．しかしながら，いくつかの研究では，健常群に比較して，血漿中および尿中コルチゾール濃度に差がないことや，むしろ上昇していることも報告されており，必ずしも一貫した知見が得られているわけではない[2]．

　HPA 軸は免疫系と相互作用して恒常性を維持するが，免疫プロセスに関していえば，急性ストレスは防御の第一線である免疫系を活性化し，その結果，自然免疫系の細胞が血流に入り，免疫細胞の数が増加する．慢性ストレスはコルチゾールの上昇と関連しているが，コルチゾールは炎症性サイトカインに作用して免疫系を抑制する．したがって，急性ストレスと慢性ストレスの両方が免疫細胞に直接影響を及ぼし，さらにこれらは遺伝子発現の変化につながる可能性がある[1]．

エピジェネティクス

　このような生体のストレス応答では，DNA 配列を変化させることなく遺伝子発現を調節するエピゲノム機構が大きな役割を果たしている．**エピジェネティクス**とは，DNA の塩基配列の変化ではなく染色体上の変化によって生じる安定的に受け継がれる遺伝子発現の変化を研究する学問のことであり[4]，そのメカニズムそのものをさす場合もある．そして **DNA の塩基配列によらない染色体上の変化は，ストレスを含むさまざまな環境的要因によってもたらされる**と考えられる．つまり，「生まれ」の分子基盤が DNA，ジェネティクスとすると，「育ち」の分子基盤がエピジェネティクスであるといい換えることもできるだろう．

　ストレスによる染色体上の化学的変化は DNA の塩基配列を変化させることなく遺伝子発現のスイッチ（オンまたはオフ）を切り替えることが可能である（図 1a）[1,5]．DNA にはその遺伝子を使うか使わないかを制御しているプロモーターといわれる領域があり，その部分の DNA 配列に CH_3 という分子（メチル基）が修飾されるのが DNA メチル化である．そして，プロモーター領域がメチル化されると，基本的にはその遺伝子の働きが抑制されてしまう．このようなエピジェネティクスのプロセスは，先行研究により疾病負荷や環境リスク，個人の表現型の分子生物基盤であることが指摘されてきた[1]．そしてストレスによるエピジェネティックな変化は脳と末梢組織の両方で観察されており，生体全体に大きく影響していることが示唆されている[5]．図 1b では時系列によるゲノムとエピゲノムの変化が示されている．黒破線と紫波線で表されているように，DNA ゲノムは個人内で時間変化しないが，ストレスのような同類の環境要因への曝露であっても，タイミングによってエピジェネティックな変化は異なる．つまり図 1b に示されているように，紫線のタイミングによるストレス曝露ではある精神疾患の発症リスクが高まるにもかかわらず，黒線のタイミン

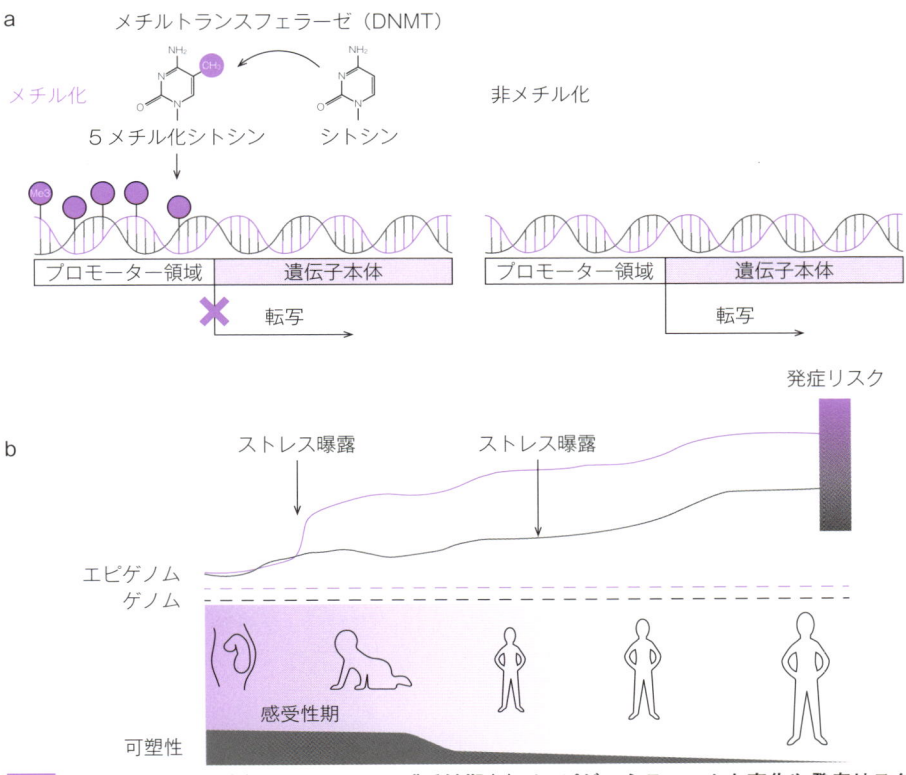

図1 DNAのメチル化（a）とストレスへの感受性期（b）がエピジェネティックな変化や発症リスクとどのように関連するかについての例

〔a：Wang SS, et al.: DNA Methylation Signatures of Response to Conventional Synthetic and Biologic Disease-Modifying Antirheumatic Drugs（DMARDs）in Rheumatoid Arthritis. Biomedicines 11 : 1987, 2023　Figure 1 をもとに改変，b：Jones MJ, et al.: Principles and Challenges of Applying Epigenetic Epidemiology to Psychology. Annu Rev Psychol 69 : 459-485, 2018　Figure 1 を著者日本語訳〕

グでは高まらないといったことが生じうるのである[6]．このような軌跡は一般的な発生・発達のプロセスを反映していると考えられる．このようなエピジェネティックプロセスには，ゲノムインプリンティングやヒストン修飾など他のプロセスも含まれるが，本項では一般的によく研究されているDNAメチル化のエピジェネティックプロセスについて解説する．

DNAメチル化

　DNA は，アデニン（A），チミン（T），グアニン（G），シトシン（C）の４種類の塩基から構成されているが，DNAメチル化は，DNAメチルトランスフェラーゼ（DNA methyltransferase：DNMT）とよばれる酵素の働きにより，シトシン（C）ヌクレオチド上で生じ，おもにグアニン（G）ヌクレオチドが続く配列において生じる（CpG 配列）[1]．DNAメチル化は，非 CpG 配列のシトシン上でも生じうるが，その確率ははるかに低いことが知れられている[1]．DNA は相補的な二本鎖であるため，メチル基は対称的に付加される．DNMT には，親 DNA から娘 DNA に継承する際に働く維持型 DNMT（DNMT1），新しいメチル基を付加する際に働く de novo 型 DNMT

（DNMT3a，DNMT3b），そしてこれらと協調して働く DNMT3L が知られている．また一般的には DNA メチル化と転写の関係は負の相関関係にあるとされているが，影響を受けるゲノム領域によって多様である[7]．

　DNA メチル化は，他のヌクレオチドの組み合わせに比べて CpG が相対的に少ないこともあり，ゲノム全体に一様に存在するわけではない．比較的 CpG 含量の高い領域は CpG アイランドとよばれている．これらのアイランドでは非アイランド CpG に比べてメチル化されていない傾向があり，既知の遺伝子プロモーターの約 70 ％と関連していることがわかっている[6]．ゲノム上には全部で約 2,800 万個の CpG が存在するが，CpG アイランドに存在するのは 10 ％以下である．アイランド以外の CpG はメチル化されている傾向があるため，ゲノム中の CpG の 60〜80 ％はメチル化されており，その多くは反復配列に存在している[6]．

ストレスによるエピジェネティックな変化

　小児期ストレスに関連するエピジェネティックな変化は，ヒトにおいても同定されている．小児期マルトリ（虐待やネグレクト）を経験した人の DNA メチル化レベルでは，たとえば，脳由来神経栄養因子遺伝子（brain-derived neurotrophic factor：BDNF）や，オキシトシン受容体遺伝子（oxytocin receptor gene：OXTR），セロトニントランスポーター遺伝子（solute carrier family 6 member 4：SLC6A4），グルココルチコイド受容体転写活性因子遺伝子（FK506 binding protein 5：FKBP5）などが，動物モデルにおいても同定された候補遺伝子として関連性が示唆されてきた．

　コルチゾールの調節に関連する遺伝子では，特定の候補遺伝子の DNA メチル化を調査した研究が数多くなされてきた．特に，HPA 軸の経路をターゲットにした候補遺伝子に関する研究では多くの知見が見出されており，次節で詳しく述べるように，グルココルチコイド受容体（GR）の感受性を変化させることでストレスへの応答を調節する FKBP5 では，遺伝子やエピジェネティクス，mRNA 発現，蛋白質レベルでの連関した解析結果が再現されてきた．また，GR はストレス応答において明確な役割を果たしているため，さまざまな種類のストレスに対するグルココルチコイド受容体遺伝子（NR3C1）のエピジェネティックな変化にも焦点が当てられてきた．小児期虐待によるストレスと DNA メチル化との関連性のきっかけとなった有名な 1 つの研究において，McGowan らは，自殺による犠牲者の死後脳海馬組織サンプルにおいて，小児期虐待を経験した自殺者ではそうでない者と比較して，NR3C1 プロモーター領域の DNA メチル化が大幅に増加していること，また遺伝子発現も減少していることを示した[8]．

　幼少期のストレスやトラウマによって，定型な発達のエピジェネティックプロセスが妨げられると，生理的機能や行動に影響を及ぼし，精神病理の発症につながる可能性がある．このようなエピジェネティックな変化は，養育者が慢性的なストレスやトラウマに曝露された場合でも生じうることが指摘されている．妊娠中において，強いトラウマ経験が生じた女性の子どもでは，エピジェネティックな変化によって媒介されたと考えられる生理機能や遺伝子発現の違いがあることが報告されている．たとえば，コンゴ民主共和国での戦争において女性とその子どもたちを対象とした研究では，臍帯血中の副腎皮質刺激ホルモン放出ホルモン遺伝子（CRH）や NR3C1，胎盤の

CRH，*FKBP5* などストレスに関連する遺伝子のメチル化パターンが異なることを見出された[9]．また，出生前に親密なパートナーによって暴力（ドメスティック・バイオレンス）を受けていた女性を対象とした研究では，*NR3C1* のプロモーター領域でDNAメチル化が増加していた[10]．このような *NR3C1* プロモーター領域におけるメチル化は，人生のかなり初期段階のストレスによって生じうる重要なエピジェネティックな変化のひとつであることが示唆される．

FKBP5 遺伝子多型とエピジェネティクスの相互作用

FKBP5 は，ストレスホルモンであるコルチゾールの反応様式に大きく影響していることが知られている．ストレス刺激に対するストレス応答は，副腎皮質によるコルチゾールの放出によってなされるが，コルチゾールの作用は標的細胞内における GR と結合することで発揮される．GR は，リガンド（コルチゾール）非存在下では，Hsp90 の分子シャペロンなどと結合することで不活性な状態にあるが，リガンドと結合すると Hsp90 と解離して，ホモ二量体を形成し，核内へと移行する．核内へと移行した二量体は，遺伝子上の応答配列に結合することで，転写を調節する．FKBP5 は Hsp90 のコシャペロンであり，GR 複合体の形成に影響を及ぼすことで，コルチゾールと GR の親和性に影響を及ぼすことが知られており，FKBP5 が過剰に発現すると，コルチゾールなどのホルモンの結合親和性や GR 核内への移行を減じることが知られている．霊長類モデルを用いた動物研究では，FKBP5 の過剰発現は，血漿中コルチゾール濃度の上昇を伴うことが知られている[2]．

FKBP5 の遺伝子多型では，*FKBP5* の一塩基多型（single nucleotide polymorphism：SNP）やそれらの連鎖不平衡が，FKBP5 の機能水準に影響を及ぼすことが知られている．*FKBP5* における 3 つの SNP（rs4713916，rs1360780，rs3800373）の変異型ホモの遺伝子型は，コルチゾールによる FKBP5 の mRNA の発現を強く誘導するだけでなく，ヒト単核白血球における FKBP5 でもより高い発現が観測されている[2]．これらの SNP において，rs1360780 と rs3800373 については，事故等によって医学的な負傷を負った子どもを対象とした研究で，上記 2 つの SNP がトラウマ期解離と有意に関連することが報告されている[11]．幼少期のトラウマ期解離における程度の強さは，成人期における PTSD の予測因子となりうることが知られている[2]．また，幼少期の虐待経験との関連では，上記 2 つの SNP を含む 4 つの *FKBP5* の SNP において，幼少期の被虐待経験の強さとの交互作用により，成人期の PTSD 徴候の予測因子になりうることが報告されている[12]．トラウマを受けた数時間後の，末梢血単核白血球における FKBP5 の mRNA 発現量の上昇度は，4 か月後の PTSD 進行度に相関することも知られており，以上の結果は，FKBP5 がトラウマに関連した HPA 軸の機能を左右している重要な遺伝的要因であることを示唆している[2]．

また，*FKBP5* 遺伝子多型と PTSD の発症は，遺伝子×環境相互作用によるものであることが，最近のエピジェネティクス研究により明らかにされている．被虐待経験のある者を対象とした研究において，*FKBP5* 遺伝子多型の rs1360780 では，変異遺伝子型では被虐待経験の強度に伴い *FKBP5* のプロモーター領域における DNA メチル化の程度が低下していたのに対し，通常遺伝子型ではそのような関連性が見出されなかった[13]．この結果は，**幼児期における長期間のトラウマ経験がエピジェネティック**

な変化をもたらし，過剰なコルチゾール放出をもたらすことによって，*FKBP5* の変異遺伝子型保持者に PTSD 進行のリスクをもたらしている可能性を示唆している．

●引用文献

1) Bainomugisa C, et al.: How stress affects gene expression through epigenetic modifications. In : Youssef NA（ed）, Epigenetics of Stress and Stress Disorders. Academic Press, London, 99-118, 2022

2) 藤澤隆史：子どものトラウマがその後の発達に及ぼす影響―内分泌の視点から―．友田明美，他（編），子どもの PTSD―診断と治療―．診断と治療社，141-148，2014

3) Chrousos GP: Stress and disorders of the stress system. Nat Rev Endocrinol 5 : 374-381, 2009

4) Berger SL, et al.: An operational definition of epigenetics. Genes Dev 23 : 781-783, 2009

5) Wang SS, et al.: DNA Methylation Signatures of Response to Conventional Synthetic and Biologic Disease-Modifying Antirheumatic Drugs（DMARDs）in Rheumatoid Arthritis. Biomedicines 11 : 1987, 2023

6) Jones MJ, et al.: Principles and Challenges of Applying Epigenetic Epidemiology to Psychology. Annu Rev Psychol 69 : 459-485, 2018

7) 村田　唯，他：ストレスのエピゲノム研究．Clinical Neuroscience 39：737-739，2021

8) McGowan PO, et al.: Epigenetic regulation of the glucocorticoid receptor in human brain associates with childhood abuse. Nat Neurosci 12 : 342-348, 2009

9) Kertes DA, et al.: Prenatal Maternal Stress Predicts Methylation of Genes Regulating the Hypothalamic-Pituitary-Adrenocortical System in Mothers and Newborns in the Democratic Republic of Congo. Child Dev 87 : 61-72, 2016

10) Radtke KM, et al.: Transgenerational impact of intimate partner violence on methylation in the promoter of the glucocorticoid receptor. Transl Psychiatry 1 : e21, 2011

11) Koenen KC, et al.: Polymorphisms in FKBP5 are associated with peritraumatic dissociation in medically injured children. Mol Psychiatry 10 : 1058-1059, 2005

12) Binder EB, et al.: Association of FKBP5 polymorphisms and childhood abuse with risk of posttraumatic stress disorder symptoms in adults. JAMA 299 : 1291-1305, 2008

13) Klengel T, et al.: Allele-specific FKBP5 DNA demethylation mediates gene-childhood trauma interactions. Nat Neurosci 16 : 33-41, 2013

（藤澤隆史）

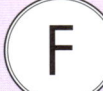

F マルトリの生物学

2 脳機能画像 マルトリによる脳の変化

はじめに

　乳幼児期から青年期にかけての**逆境的小児期体験**(adverse childhood experiences：ACEs)は，子どもの脳の発達とこころの健康（メンタルヘルス）に影響を及ぼす強いストレス要因である[1]．虐待（身体的・心理的・性的虐待およびネグレクト）を受けた子どもは，認知・言語発達の遅れや注意力・行動の問題および感情調節困難のため，学業困難，学校や集団活動での不適応，対人関係不和や精神疾患（うつ・不安症など）発症のリスクが増加する[2]．

　陽電子放出断層撮影(PET)，単一光子放射断層撮影(SPECT)，近赤外分光法(NIRS)，脳波(EEG)，脳磁図(MEG)，機能的磁気共鳴画像法(fMRI)を用いた脳機能イメージング法によって非侵襲的に脳形態・脳活動を可視化できるようになったことで，脳とこころの神経心理メカニズムや精神疾患の病態解明に関する研究が発展してきた．本項では，子ども虐待がヒトの脳機能に及ぼす影響について焦点を当て，特にfMRIを中心としたこれまでの研究報告について概説する．

子ども虐待が脳形態・構造に及ぼす神経学的変化

　近年の脳画像研究から，子ども虐待による脳形態・構造への潜在的影響として**前頭前野，大脳辺縁系（帯状回，海馬，扁桃体など），脳梁，視覚野，小脳**などの容積変化（減少または増加）が指摘されている[3~5]（図1，2）．特に，不快な経験の伝達・処理に関連する感覚系や，錐体細胞の密度が高い脳領域（前頭前野，前部帯状回，海馬，扁桃体など）は特に幼少期のストレスの影響を受けやすいことがわかっている．次項（3　脳形態画像　マルトリによる脳の変化〈p.43-47〉）も参照されたい．

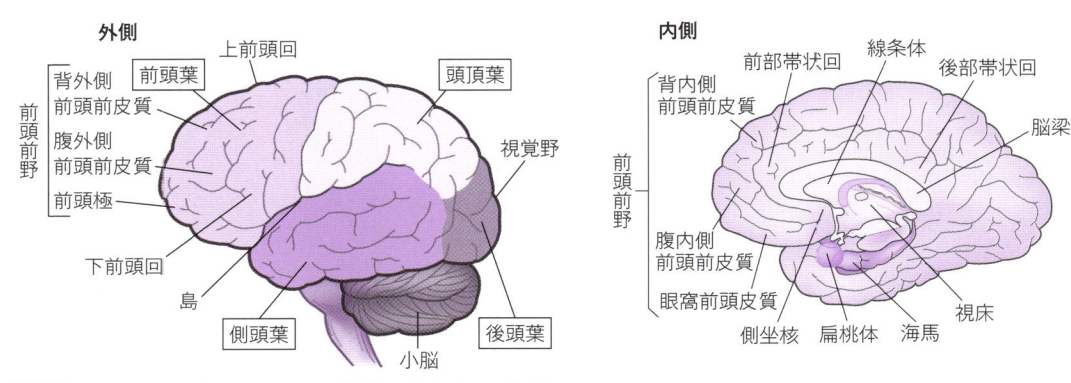

図1 こころの発達（認知・行動・感情）に関連する脳領域

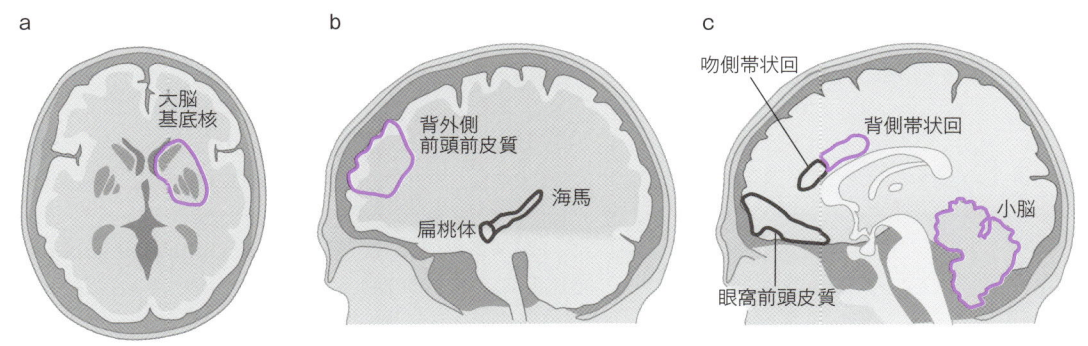

図2 被虐待経験によって形態および機能に異常がみられる脳領域
紫：感情と動機づけ処理にかかわる前頭葉 - 大脳辺縁系領域
黒：実行機能，抑制，注意，ワーキングメモリにかかわる前頭葉 - 線条体領域
〔Hart H, et al.: Neuroimaging of child abuse : a critical review. Front Hum Neurosci 6 : 52, 2012 より作成〕

子ども虐待が脳機能に及ぼす神経学的変化

　　fMRI を用いた最近の脳機能画像究では，子ども虐待を経験した人は**認知・感情システム（実行機能，報酬系回路，脅威処理，感情調節）**に関連する脳領域の機能活動において非定型的な反応を示すことが多く報告されている[3~7]（図 2）．これらの知見は被虐待児でみられる注意力障害，多動・衝動性障害，社会性障害，感情調節障害やその後の精神疾患との関連が示唆される．以下①〜④で子ども虐待による各機能システムへの潜在的な影響をまとめる．

①実行機能

　　実行機能には，作業記憶（短期間の情報保持および処理：ワーキングメモリ），抑制制御（無関係な思考や衝動を抑えて適切に対応），認知的柔軟性（要求，優先順位に柔軟に適応），プランニング，持続的注意の要素が含まれる．被虐待経験のある人では，抑制制御，作業記憶，持続的注意課題時に，背外側前頭前皮質，下前頭回，帯状回の活動異常が一貫して報告されている[3]．また，被虐待歴のある子どもや青年，成人において認知柔軟性の低下が示されており，Harms ら[8]は身体的虐待を受けた青年の認知的柔軟性が著しく低下し，逆転学習課題中の両側の中前頭回，右小脳と小脳虫部，

右上前頭回，左下前頭回の活動性が低下することを報告した．

　実行機能の低下は学業や職業，経済面での困難さにつながる．衝動制御が不十分であれば不適切な社会行動が増え，対人関係の構築・維持の困難さにより他者と衝突しやすくなる．意思決定の不十分さは危険行動につながり，事故や法的問題が発生する可能性が高くなる．また，ADHD，うつ病，不安，薬物乱用などの精神疾患を発症するリスクも高まる．

②報酬系回路

　快楽と苦痛はヒトの行動の重要な原動力であり，複雑な神経生物学的メカニズムを通じて接近行動と回避行動に影響を与える．快楽刺激を予期して獲得すると報酬システムが活性化される．特に，報酬を予期する際は，腹側被蓋野のドパミン作動性ニューロンが中脳皮質辺縁系ドパミン経路を介して腹側線条体（側坐核を含む）と内側前頭前皮質（帯状回を含む）にドパミンを放出し，放出範囲や活性化の程度は予測される報酬が大きいほど増加する．しかし，金銭的報酬課題を用いた研究では，子ども虐待が報酬予測に対する腹側線条体の反応低下と関連することが示されている．この知見は子どもと成人の両方（乳幼児期に剥奪経験をした孤児，子ども虐待を受けうつ病のリスクが高い子ども，および身体的，性的または心理的虐待を受けた成人）で報告されている[9~11]．

　一方で，子ども虐待が報酬獲得時の神経生物学的反応に与える影響については一貫した結果が得られていない．いくつかの研究では報酬関連の脳活動低下が報告されている[12]．報酬予測と報酬獲得の両方への反応が低下した場合，うつ病のアンヘドニア（無快楽症）などを発症する可能性がある．他の研究では報酬獲得に対する脳活動の増加が報告されており，このパターンは回復力特性が高い場合や言語的賞賛を受けた課題で示された[13, 14]．特定の種類の報酬獲得に対する反応が高まっても将来の報酬を予測するのが難しい場合，遅延報酬の利点を学ぶことがより困難になる可能性がある．被虐待歴のある群と対照群でモルヒネの筋肉内注射の反応を比較した研究では，被虐待歴のある群は多幸感が大きく，その効果を好んでより多く薬物をほしがり，嘔気やめまいが少なかった[15]．これは乱用薬物などの強力な報酬に鋭敏に反応することを示唆している．

　報酬予測に対する脳活動反応の低下は幼少期では適応的な反応である可能性があり，接近・回避・葛藤状況のバランスを回避に傾ける．しかし，報酬系の機能異常は後年の人生において不適応やうつ病，薬物乱用・依存等のリスクを高める可能性がある．

③脅威処理

　ヒトは，痛み，怪我，死を回避するために，非常に精巧な脅威検出および対応システムを進化させてきた．Teicher，Samson らは先行研究に基づいて，脅威検出と防御行動を管理する相互に神経接続された回路の詳細なモデルを報告した[16]．これらは視床から感覚入力を受け取り，扁桃体に収束する前に2つの回路に分岐する．1つの回路は「ハイロード」をたどり，さまざまな皮質領域からの反応を統合して潜在的な脅威を知覚認識にもち込み，扁桃体にトップダウンの調整を加える．もう1つの回路は「ローロード」をたどり，意識下での迅速な反応を可能にする．左右の扁桃体は，両方の回路の中心として機能する．

　差し迫った脅威は，扁桃体へのローロード出力と拡張扁桃体（扁桃体と分界条床核

で構成)への入力を介して防御反応を引き起こす．固まる・すくむ(フリージング)，逃げる，闘うなどの防御反応や行動は，拡張扁桃体と視床下部，中脳水道周囲灰白質，側坐核との神経接続を通じて活性化される．これらの領域は，脅威に対する即時の生理的・行動的反応を促進する役割を担っている．一方，ハイロード(高次経路)は，より複雑な情報処理を行う．具体的には，皮質感覚領域(一次視覚野や聴覚野など)との神経接続を通じて外部からの脅威信号を知覚・認識するプロセスに関与する．これにより，脅威の状況をより詳細に評価し，適切な対応を選択することが可能になる．皮質感覚領域は，注意の集中や言語生成に重要な外側前頭皮質の下前頭回などの高次連合野と神経接続している．ハイロードの脅威情報を認知に組み込むことは，恐怖や不安などの感情を経験するために不可欠である．他の前頭前野領域，特に腹内側面は，鉤状束を介して認識された脅威に対する扁桃体の反応を緩和および抑制する．鉤状束は扁桃体から前頭前野に情報を送り返し，背側帯状回は潜在的な脅威に対する扁桃体の反応を強めるように働くが，海馬は文脈情報をもたらし反応を抑制するのに役立つ．

　子ども虐待は，脅威処理システムにおけるハイロードのほぼすべての主要な構成脳領域の形態異常と関連しており，幼少期の子ども虐待は脅威に対する扁桃体の過活動反応を促すことが報告されている[4, 6, 17]．脅威に対する扁桃体の過活動反応は，気分症，不安症，および心的外傷後ストレス症(PTSD)の発症の潜在的な危険因子である．反対に，脅威に対する扁桃体の反応低下は脅威検知能力の低下と関連しており，物質使用症群や外在化障害で観察されている[18]．若年成人を対象とした研究では，3～6歳の間に受けた身体的虐待が脅迫的な表情に対する扁桃体の反応低下と関連しているのに対し，13歳と15歳時の友人からの心理的虐待は扁桃体の過活動と関連していた[19]．幼い子どもは身体的虐待をする養育者に対して効果的な逃走・闘争反応を起こすことができず，脅威反応の増強は愛着関係の絆を妨げるため，幼少期の脅威に対する扁桃体の反応低下は理にかなっている．しかし，脅威察知能力の低下は幼少期以降では大きな問題になり，たとえば被虐待経験のある人が虐待するパートナーを繰り返し選ぶ傾向の説明になる．一方で，扁桃体の過活動という脅威を察知する能力の増強は仲間からのいじめのリスクがある10代の若者にとって適応的である．しかしマイナス面として中立的な刺激も脅威と認識してしまい，対人関係の維持が非常に困難になる．さらに，脅威検知回路を構成する，海馬，背側帯状回，下前頭回，腹内側前頭前皮質，背内側前頭前皮質などの領域にも，2つの明確な感受性の高い発達時期が存在する．具体的には，小児期早期に虐待を受けた場合，脅威に対して低反応を示す傾向がみられる一方で，小児期後期に虐待を受けた場合は，脅威に対して過剰に反応する傾向が示唆されている[20]．

④感情調節

　感情調節不全(情緒不安定性)は，幼少期に被虐待経験のある人にみられる最も一貫した臨床上の問題の1つである．精神疾患を特に発症していなくても被虐待経験を有する若年成人では，感情調節能力が低下していることが示唆された[21]．感情の調節不全は，子ども虐待と薬物乱用，摂食障害，ボーダーラインパーソナリティ症，および自殺以外の自傷行為のリスクとの関連を媒介すると報告されている[22]．

　鉤状束を介した腹内側前頭前皮質と扁桃体の相互接続は，感情の調節において重要な役割を果たし，扁桃体の活動に対してトップダウンの抑制制御を行う．発達的変化として，幼児期に扁桃体と前頭前野の正の機能的連結(相互に活動を強化)がみられる

が，10歳前後に負の機能的連結への移行があり，腹内側前頭前皮質が扁桃体の反応を下方制御し扁桃体の脳活動を着実に低下させる[23]．この重要な経路は子ども虐待の影響を受けることが知られており，白質線維の完全性が変異した男女[24]や，内側前頭前皮質と扁桃体間の機能的結合が低下した女性など複数の研究で報告されている[25]．子ども虐待は，感情調節に重要な役割を果たす背外側・背内側・腹外側前頭前皮質，背側帯状回，および島皮質の発達にも影響を及ぼし，各領域の脳活動変化（過活動または低下）が報告されている[4]．

おわりに

　脳画像研究によって，子ども虐待が脳構造・機能に及ぼす潜在的な影響についての洞察が得られるようになった．脳形態や認知・感情システムの機能の変化はヒトが虐待環境に適応するために経験依存的に適応・発達した可能性を示唆するものの，被虐待児が示す**注意力・多動・衝動性障害，社会性障害，感情調節障害との関連や，長期的には精神疾患の罹患リスク**をもたらす．今後，子ども虐待と脳発達および精神病理に関連するメカニズムについての研究と臨床的知見をさらに積み重ねることで，ACEs の影響を低減し子どものメンタルヘルスと身体的・精神的回復力を高める効果的な方法を見出す必要がある．

●引用文献

1）Felitti VJ, et al.: Relationship of childhood abuse and household dysfunction to many of the leading causes of death in adults. The Adverse Childhood Experiences（ACE）Study. Am J Prev Med 14 : 245-258, 1998

2）Gilbert R, et al.: Burden and consequences of child maltreatment in high-income countries. Lancet 373 : 68-81, 2009

3）Hart H, et al.: Neuroimaging of child abuse : a critical review. Front Hum Neurosci 6 : 52, 2012

4）Teicher MH, et al.: The effects of childhood maltreatment on brain structure, function and connectivity. Nat Rev Neurosci 17 : 652-666, 2016

5）Tomoda A, et al.: The neurobiological effects of childhood maltreatment on brain structure, function, and attachment. Eur Arch Psychiatry Clin Neurosci 2024 Mar 11. https://pubmed.ncbi.nlm.nih.gov/38466395/

6）McCrory EJ, et al.: Annual research review: childhood maltreatment, latent vulnerability and the shift to preventative psychiatry-the contribution of functional brain imaging. J Child Psychol Psychiatry 58 : 338-357, 2017

7）Bick J, et al.: Early Adverse Experiences and the Developing Brain. Neuropsychopharmacology 41 : 177-196, 2016

8）Harms MB, et al.: Instrumental learning and cognitive flexibility processes are impaired in children exposed to early life stress. Dev Sci 21 : e12596, 2018

9）Mehta MA, et al.: Hyporesponsive reward anticipation in the basal ganglia following severe institutional deprivation early in life. J Cogn Neurosci 22 : 2316-2325, 2010

10）Hanson JL, et al.: Blunted ventral striatum development in adolescence reflects emotional neglect and predicts depressive symptoms. Biol Psychiatry 78 : 598-605, 2015

11）Dillon DG, et al.: Childhood adversity is associated with left basal ganglia dysfunction during reward anticipation in adulthood. Biol Psychiatry 66 : 206-213, 2009

12）Goff B, et al.: Reduced nucleus accumbens reactivity and adolescent depression following early-life stress. Neuroscience 249 : 129-138, 2013

13）Richter A, et al.: Resilience to adversity is associated with increased activity and connectivity in the VTA and hippocampus. Neuroimage Clin 23 : 101920, 2019

14）Boecker R, et al.: Impact of early life adversity on reward processing in young adults : EEG-fMRI results from a prospective study over 25 years. PLoS One 9 : e104185, 2014

15）Carlyle M, et al.: A randomised, double-blind study investigating the relationship between early childhood trauma and the rewarding effects of morphine. Addict Biol 26 : e13047, 2021

16）Samson JA, et al.: Practitioner Review : Neurobiological consequences of childhood maltreatment - clinical and therapeutic implications for practitioners. J Child Psychol Psychiatry 65 : 369-380, 2024

17）Dannlowski U, et al.: Limbic scars : long-term consequences of childhood maltreatment revealed by functional and structural magnetic resonance imaging. Biol Psychiatry 71 : 286-293, 2012

18）Glahn DC, et al.: Reduced amygdala activation in young adults at high risk of alcoholism : studies from the Oklahoma family health patterns project. Biol Psychiatry 61 : 1306-1309, 2007

19）Zhu J, et al.: Association of Prepubertal and Postpubertal Exposure to Childhood Maltreatment With Adult Amygdala Function. JAMA Psychiatry 76 : 843-853, 2019

20）Zhu J, et al.: Potential sensitive period effects of maltreatment on amygdala, hippocampal and cortical response to threat. Mol Psychiatry 28 : 5128-5139, 2023

21）Teicher MH, et al.: Mood dysregulation and affective instability in emerging adults with childhood maltreatment : An ecological momentary assessment study. J Psychiatr Res 70 : 1-8, 2015

22）Schaefer LM, et al.: Examining the roles of emotion dysregulation and impulsivity in the relationship between psychological trauma and substance abuse among women with bulimic-spectrum pathology. Eat Disord 29 : 276-291, 2021

23）Gee DG, et al.: A developmental shift from positive to negative connectivity in human amygdala-prefrontal circuitry. J Neurosci 33 : 4584-4593, 2013

24）Hanson JL, et al.: Lower structural integrity of the uncinate fasciculus is associated with a history of child maltreatment and future psychological vulnerability to stress. Dev Psychopathol 27（4 Pt 2）: 1611-1619, 2015

25）Burghy CA, et al.: Developmental pathways to amygdala-prefrontal function and internalizing symptoms in adolescence. Nat Neurosci 15 : 1736-1741, 2012

（滝口慎一郎）

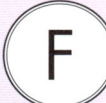 マルトリの生物学

3　脳形態画像　マルトリによる脳の変化

POINT

- 小児期の虐待などのマルトリ経験は，脳形態や機能の変容と関連しており，反応性愛着障害（RAD）を含む精神病理学のおもな危険因子である．
- 本項ではおもに RAD の脳の白質微細構造の非定型性について述べる．

はじめに

　小児期のマルトリ（虐待やネグレクトのような不適切な養育）は，不安，うつ，攻撃性，心的外傷後ストレス症（PTSD），反応性愛着障害（RAD）などのさまざまな精神障害のリスク上昇と関連している[1,2]．このうち RAD は，小児期のマルトリを病因とする重度の社会機能障害である．RAD の子どもは，養育者との健全な愛着を形成できず，苦悩してもなぐさめを求めず，反応せず，社会的・感情的相互性を欠き，感情の調節が困難といった特徴をもつ[3]．よって早期診断や適切な治療・支援が求められているものの，その病態や神経メカニズムなどはいまだ明らかでないことが多い．

　小児期のマルトリはまた，非定型的な脳機能や脳構造の発達とも関連している．脳機能においては，反応抑制課題（たとえば Go/ No-Go のような，ある条件では素早くボタンを押し，別の条件ではボタンを押すことを抑止する課題）や感情処理課題（ポジティブあるいはネガティブな顔表情を見る課題）実行中に，小児期にマルトリを経験した群はその対照となるマルトリを経験していない群と比べ，背外側・腹内側前頭前野，皮質辺縁系，脳梁等の脳領域の活動が非定型的な反応を示した．脳形態に関しては，脳機能で非定型性を示していた上述の脳領域と同じ領域の脳容量や領域間をつなぐ白質神経線維の結合性が，同じく非定型性を示していた[4]．したがって，脳におけるこのような非定型性への変容がマルトリと精神病理を媒介している可能性がある．

　しかしながら，現状で小児期のマルトリが，RAD に与える神経生物学的な影響（脳機能または脳形態の変容）については，いまだ明らかでないことが多い．RAD と脳機能の変容については，滝口らの実験で，RAD に特有の抑制的な行動や報酬に対する反応および動機づけの低下について，薬学的に報酬機能を促進することが知られているオキシトシン（OT）を RAD に経鼻投与することでその改善がみられるかを，金銭報酬課題時の機能的 MRI 計測を行うことで評価している．結果，OT 投与により報酬処理および報酬に関連した動機づけ行動が促進され，脳においては報酬系とよばれる線条体の活動が上昇することが示された[5]．脳形態との関連については，脳領域の体積の計測法を用いた全脳解析によって，マルトリを受けた RAD 児において，経験した身体的虐待，心理的虐待，性的虐待，育児放棄などさまざまなタイプのマルトリ

とその時期が視覚野の体積の減少に影響することがわかった[6].

拡散テンソル画像法(DTI)を用いた RAD の脳形態の変容に関する研究

以降，本項後段では筆者らが行った，脳形態計測法の1つである拡散テンソル画像法(DTI)を用いて RAD と脳構造の変容の関係性を調べた研究(以降，本研究)について，これまでの研究を概観したうえで，そのメカニズムを脳形態の観点から調査した研究結果を解説する[7].

本研究の目的・意義・仮説

RAD と診断された児童青年期の子ども(RAD 児)の白質神経線維結合性の変化を，定型発達の子ども(TD 児)と比較することにより，RAD 児の脳における白質神経線維の非定型的発達についての知見を得ることを目的とする．これにより RAD の脳内メカニズムについて理解を深め，客観的なバイオマーカーの開発，さらに治療・支援法の開発に貢献しうると思われる．

RAD には情動機能の問題が関与するため，本研究における仮説は，RAD 児はその情動機能の中核である脳領域，特に脳梁や皮質辺縁系の白質神経線維結合性に非定型性を示す，というものである．

研究対象とその方法

ヒトの脳組織は大まかに灰白質と白質とに分けられる．灰白質の多くは脳の表層部分を構成しており，神経細胞の細胞体が集積している場所で，いわば情報処理の中枢部である．一方で，白質は脳の深層部分を構成しており，神経細胞の神経線維(軸索)が集積している場所で，神経情報の伝導路である．

このヒトの脳活動や脳構造を人体を傷つけることなく(非侵襲的に)計測する手法として，脳電図(EEG)，近赤外線分光法(NIRS)，脳磁図(MEG)，陽電子放出断層法(PET)，磁気共鳴画像法(MRI)等が開発され，これを用いてさまざまな研究が行われてきた．

このうち，本項で報告する筆者らが行った実験では，MRI を用いた脳形態計測の一手法である拡散テンソル画像法(DTI)を使用している．MRI 装置を用いて，組織内の水分子の微小な動きである拡散の方向と速さをパラメータとして画像化することで拡散強調画像(DWI)が得られるが，DTI ではこの画像をもとに一定の方向に向かって連続する神経線維を新たに画像化することができる．DTI を用いて白質の解析を行うことで，特定の脳部位(灰白質)間をつなぐ白質神経線維の方向性(結合の度合い：結びつきの強さ)を測定することができる．DTI を用いた研究では，線維の方向性を示す指標として異方性比率(fractional anisotropy：FA)，軸方向拡散係数(axial diffusivity：AD)，平均拡散性(mean diffusivity：MD)，放射拡散係数(radial diffusivity：RD)という4つのパラメータが多く用いられている．このパラメータのうち FA

と AD は値が高いほど，その線維の結合性が高いとされ，MD と RD は逆に値が高いほど結合性が低いことを表している[8]．

　本研究では，DSM-5[9]によって診断された RAD 児 25 名（平均 13.2 歳，標準偏差 2.1 歳；男児 14 名，女児 11 名）と TD 児 33 名（平均 13.0 歳，標準偏差 2.0 歳；男児 20 名，女児 13 名）を対象に，3 テスラの MRI 装置（Discovery MR750，GE 社，米国）を用いて脳白質の DWI を撮像，それを DTI によって解析した．DTIデータは FMRIB Software Library（FSL; http://www.fmrib.ox.ac.uk/fsl）を用い，頭部の動き補正などの前処理後に tract-based spatial statistics（TBSS）とよばれる統計解析法を使用した．解析においては，FA，AD，MD，RD の 4 つのパラメータについて，RAD 児と TD 児の比較検討を行った．

解析によって得られた結果

　TD 児に比べ，RAD 児は脳梁体部や皮質辺縁系に含まれる投射・視床経路の FA 値が有意に増加していた（図 1a）．また，TD 児に比べて RAD 児の方が有意に RD 値が減少していた領域も同じく脳梁体部や皮質辺縁系に認められた（図 1b）．さらに，FA 値が増加していた領域と RD 値が減少していた領域のうち，脳梁体部，前放射冠，内包がオーバーラップしていた（図 1 の丸囲み部分）．AD，MD については TD 児とRAD 児の間に有意な違いはみられなかった．

本研究によって得られた結果から解釈できること

　脳梁体部や投射・視床経路において FA 値が RAD 児の方が高まっているという結果は，これらの領域の白質神経線維の結合性が高まっていることを示唆している．さらに，同領域において RAD 児の RD 値が減少していたという結果も前述の解釈をサポートしている．脳梁体部や投射・視床経路は感情の調整・抑制に関連する[10, 11]ことから，幼少期に受けた虐待などの体験により，RAD 児ではこれらの領域が非定型に発達したと考えられる．RAD 児でみられたこのような非定型発達は，マルトリ経験やその後の PTSD 等により慢性的に喚起されるネガティブな感情の処理を繰り返すことで，不安を制御する感情処理経路でのより強い反応と情報処理の高速化が必要となり，結果として感情の調整・抑制にかかわる領域の神経線維の髄鞘化の過剰な発達として表れたと解釈された．

本研究のまとめ

　今回，本研究で得られた知見は，幼少期に経験したマルトリに対する神経ネットワークレベルでの心理生理学的反応についての理解を深め，RAD の症状の中核を特定するのに役立つと思われる．これらの白質神経線維の特異的な発達について理解を深め，知見を積み重ねることで，リスクのある子どもたちに行われる早期介入のフォーマット形成や介入のタイミング，期間等の開発・実施に関して重要な意味をもつ可能

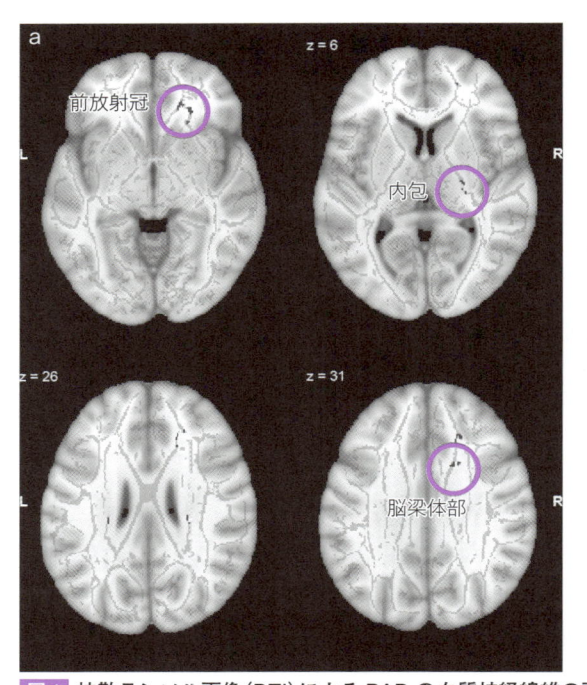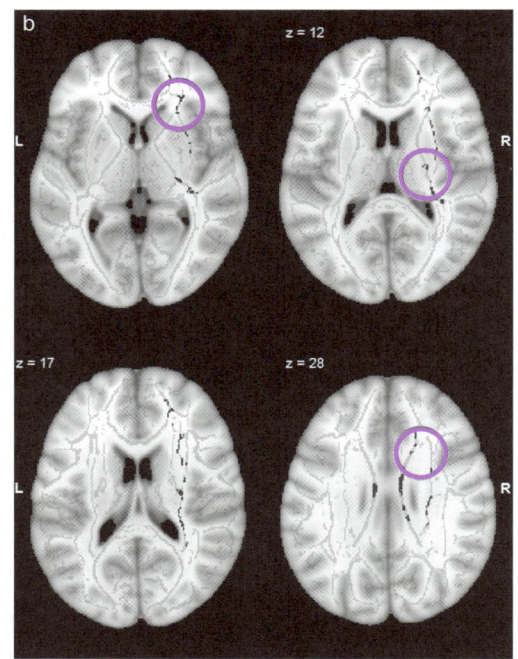

図1 拡散テンソル画像（DTI）による RAD の白質神経線維の画像［口絵2　p.iii］
a）RAD が TD より FA が増加していた領域，b）RAD が TD より RD が減少していた領域．丸囲みは FA の増加と RD の減少が
a と b でオーバーラップしていた領域を示す．
〔Makita K, et al.：White matter changes in children and adolescents with reactive attachment disorder：A diffusion tensor imaging study. Psychiatry Res Neuroimaging 303：111129, 2020 の Fig1，Fig2 を改変〕

性がある．今後はサンプルサイズを大きくし，得られる結果の確度を高めたり，同サンプルを複数回，長期にわたって調査する縦断的手法を用いるなどして知見を積み重ねていきたいと考えている．

● 引用文献

1）Gilbert R, et al.：Burden and consequences of child maltreatment in high-income countries. Lancet 373：68-81, 2009

2）Teicher MH：Neurobiological Consequences of Early Stress and Childhood Maltreatment：Are Results from Human and Animal Studies Comparable? Ann N Y Acad Sci 1071：313-323, 2006

3）Gleason MM, et al.：Validity of evidence-derived criteria for reactive attachment disorder: indiscriminately social/disinhibited and emotionally withdrawn/inhibited types. J Am Acad Child Adolesc Psychiatry 50：216-231, 2011

4）Hart H, et al.： Neuroimaging of child abuse: a critical review. Front Hum Neurosci 6：1-24, 2012

5）Takiguchi S et al.：Effects of intranasal oxytocin on neural reward processing in children and adolescents with reactive attachment disorder：A randomized controlled trial. Frontiers in Child and Adolescent Psychiatry 1：1-16, 2023

6）Fujisawa TX, et al.：Type and timing of childhood maltreatment and reduced visual cortex volume in children and adolescents with reactive attachment disorder. Neuroimage Clin 20：216-221, 2018

7）Makita K, et al.：White matter changes in children and adolescents with reactive attachment disorder：A diffusion tensor imaging study. Psychiatry Res Neuroimaging 303：111129, 2020

8）le Bihan D, et al.：Diffusion tensor imaging: concepts and applications. J Magn Reson Imaging 13：534-

546, 2001

9) American Psychiatric Association : Diagnostic and Statistical Manual of Mental Disorders. 5th ed, （DSM-5）. American Psychiatric Association, Washington, D.C., 2013

10) Tamietto M,et al. : Fast recognition of social emotions takes the whole brain: interhemispheric cooperation in the absence of cerebral asymmetry. Neuropsychologia 45 : 836-843, 2007

11) Meng L, et al. : The neurobiology of brain recovery from traumatic stress : A longitudinal DTI study. J Affect Disord 225 : 577-584, 2018

（牧田　快）

第 2 章

マルトリの臨床的アセスメント

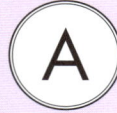

マルトリによって起こる多彩な症状
—子どもの場合—

はじめに

　マルトリ（虐待やネグレクト）のテーマを扱ううえで最初に直面するのが，「虐待とは何か」という問題である. 内容は多岐多様であり，したがってその影響もさまざまである. 直接的に殴る，蹴るなど，身体に直接暴行を加える「身体的虐待」から，暴言や人格否定などの「精神的虐待」，性交渉の強要や身体を触る，性行為を見せるなどの「性的虐待」，必要な世話を与えずに放置する「ネグレクト」，などが代表的である. 内容はさまざまであるが，ひとつ共通していることがある. それが，「親子の愛着（アタッチメント）が正しく結べていない」という点であろう[1].

　それでは，愛着とはそもそも何なのか，愛着が正しく結べなければなぜ問題が起こり，さまざまな症状が引き起こされるのかを説明するために，まず3つの有名な研究を紹介したい.

愛着に関する3つの研究

愛着理論の確立—「安全」と「探索」

　愛着とは，養育者と子どもの結びつきのことである. 「愛着は人間の赤子が生き延びるために必要不可欠なものである」という「愛着理論」を確立したのが，英国の精神科医のジョン・ボウルビィと，アメリカの発達心理学者のメアリー・エインズワースである[2].

　ボウルビィは施設で働いているときに，そこにいる両親と安定した関係を築けていない子どもたちが，打ち解けずに無口であったり，過度になれなれしくまとわりついたりする傾向があることに気づいた.

　人間の子どもが生き延びるためには，「**安全**」と「**探索**」という2つの相反することが

必要である，というのが彼の理論である[3]．子どもが生き残る確率を上げるためには，危険を避け，安全なところにとどまらなければならない．しかし，大人になってから必要なスキルや知識を取得するためには，危険を冒して探索し，遊ばなければならない．その相反する2つの条件を満たすためには，安全なときにはよく遊び，危険になったら安全確保を優先することが必要となる．そのときに「安全基地」として重要な役割を担うのが養育者である．子どもは危険になると養育者を探し求め，養育者がいないと絶望し，泣き叫ぶ．養育者の元に戻ることによって安心し，また次の探索へと乗り出す．こうして子どもは安全と探索の2つのバランスをとって大人になっていく．

ストレンジ・シチュエーション

ボウルビィの研究に一時期携わったエインズワースが後に行った実験が，「ストレンジ・シチュエーション」である[4]．

この実験のシナリオはこのようなものであった．

最初に母子が今までに来たことにない部屋に入ってくる．その部屋にはたくさんおもちゃが用意されている．感じのよい女性が現れ，母親と話をして，子どもと遊ぶ．母親がその女性と子どもを残して部屋を出ていき，数分後に戻ってくる．入れ替わりに女性が部屋を出ていき，その後母親も部屋を出ていく．しばらくして女性が部屋に戻り，その後しばらくして母親が部屋に戻る（図1）．

この一連のドラマの間に子どもがどのような行動をするかを観察した結果，エインズワースは，子どもの愛着には3つのパターンがあることを発見した．母親が出ていくと不安を示し，帰ってくると喜んで落ち着く「安定型」．母親が出ていっても，不安を行動には表さず，母親が帰ってきたときも無関心に見える「回避型」．そして，母親が出ていくと極端に動揺し，母親が帰ったときにはあやされることに抵抗する「抵抗型」．エインズワースは，これらの型の違いは，育児法による違いであると結論づけた．常に愛情を示し，安定した安全基地を提供する母親の子どもは「安定型」になる．

この理論には問題点がたくさんあり，現在では完全に否定されている部分もある．たとえば，母親に対して無関心にみえることもある自閉スペクトラム症（autism spectrum disorder：ASD）は，遺伝的な要因に基づくものであり，育児の方法と関係があるとは言い切れない（ただし，愛着障害はASDと類似した症状を示すため，育児法によってASDの症状を示すことも事実である）．また，母子の関係は，母親と子どもそれぞれが生まれもった個性や，環境，育児法などが複雑に絡み合っているので，単純に因果関係を断定できるものではない．さらに，この時代の「愛着」の対象はほぼ母親に限定されていたが，現在では，選択的，つまり安定して安心感のもてる養育者であれば誰でもよいとされている．

代理母実験

ボウルビィと同じ時代に，サルを使って愛着の研究をしたのが，ウィスコンシン大学のハリー・ハーロウである．ハーロウは，アカゲザルの群を飼育している間に，小さいときに母親と離されたサルがまともには育たないことに気づいた．当時，病気によるサルの全滅を避けるため，生まれたばかりのサルを他のサルと隔離したのだが，栄養も温度も衛生もきちんと正しく管理されているはずの子ザルがうまく育たず，死んでしまったのである．試行錯誤していくなかで，子ザルにはやわらかく包んでくれるものが必要なのだとわかる．

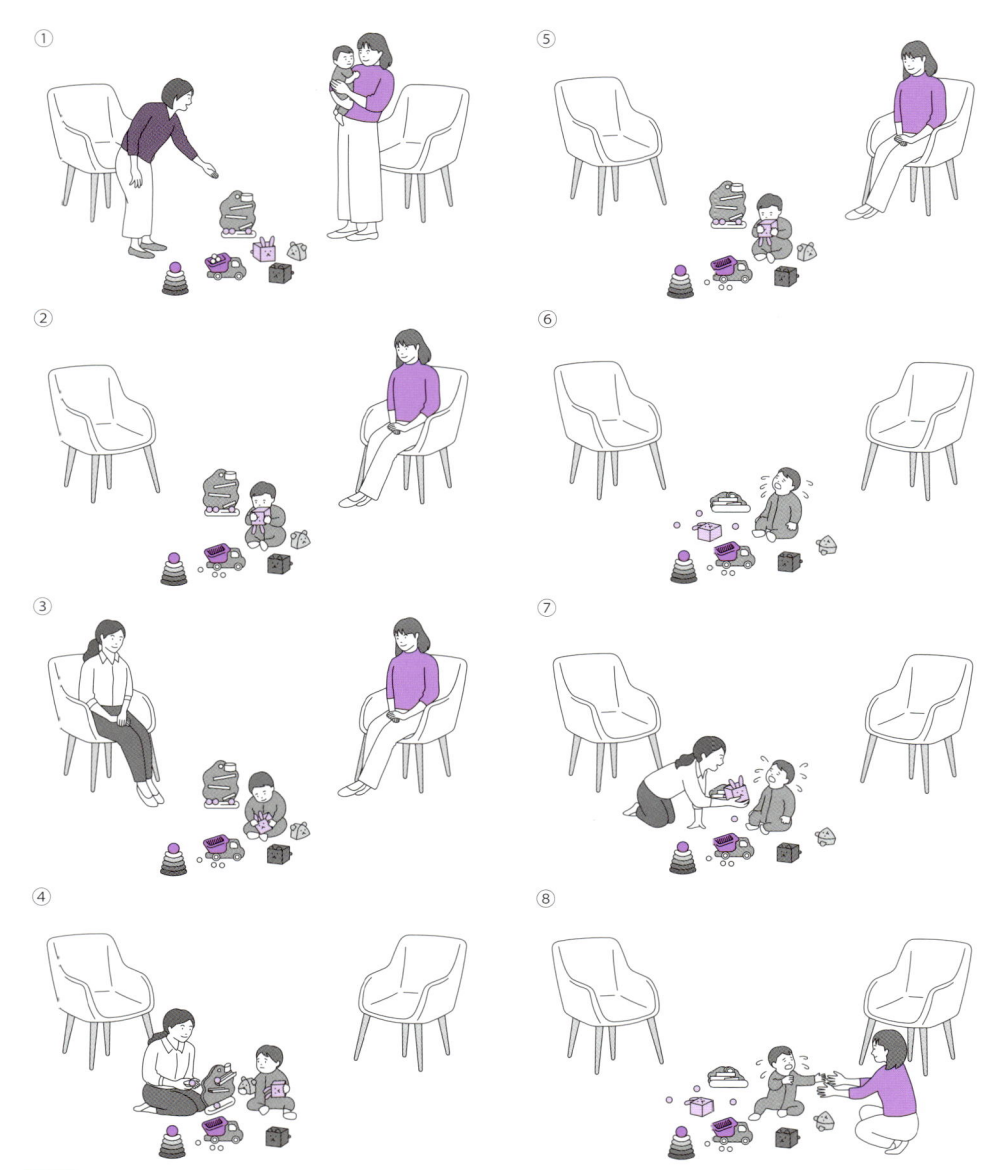

図1 ストレンジ・シチュエーション

①母親と赤ちゃん入室(30 秒)：観察者は，母親と赤ちゃんをプレイルームに誘導する．母親は子どもを抱いて入室し，赤ちゃんを降ろす場所を説明して退室する．赤ちゃんにとってははじめての環境．

②赤ちゃんを遊ばせる(30 秒)：母親は椅子に座る．赤ちゃんはおもちゃで遊んでいる．

③見知らぬ人入室(30 秒)：見知らぬ人(ストレンジャー)がプレイルームに入る．母親と見知らぬ人は，椅子に座る．3 人は，以下の流れでコミュニケーションを取る．
・1 分間黙ったままでいる
・1 分間会話する
・1 分間見知らぬ人と赤ちゃんが遊ぶ

④母親退室(3 分以下)：母親が退室する．見知らぬ人は，赤ちゃんが泣いたらなだめる．泣かなければ，そのまま座っている．

⑤母親との再会(3 分以上)：母親と再会．見知らぬ人は退室する．

⑥再び母親が退室(3 分以上)：母親退室，赤ちゃんがひとり残される．

⑦見知らぬ人が入室(3 分以下)：見知らぬ人が入室，赤ちゃんをなぐさめる．

⑧母親と再会(3 分以下)：母親が入室し，見知らぬ人は退室する．

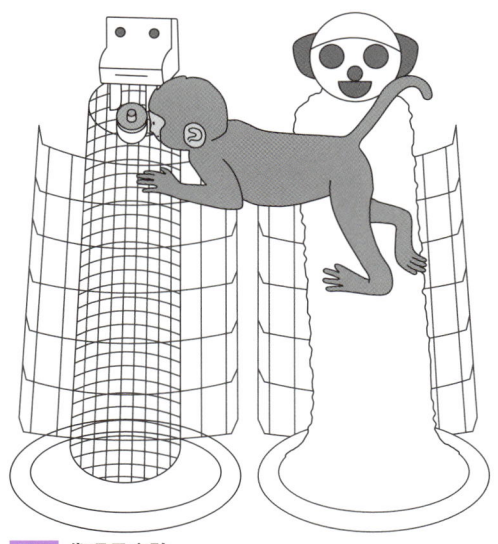

図2 代理母実験
針金の母からミルクをもらいながらもぬいぐるみの母か
らはなれようとしない子ザル.

　そこではじまったのが，有名な代理母実験である．8匹のサルが1匹ずつ，それぞれ2匹の作り物の母親と一緒にケージに入れて育てられた．作り物の母親として，針金で作られた「針金の母」とやわらかい布でできた「ぬいぐるみの母」が用意された．半数の4匹の子ザルのケージでは，針金の母にミルクボトルが取りつけられ，残りの4匹のケージでは，ぬいぐるみの母にミルクボトルが取りつけられた．しかし，すべてのサルがぬいぐるみの母を好んだ．ミルクボトルが針金の母に取りつけられていても，子ザルは，栄養補給のために針金の母によじ登るとき以外，ミルクボトルを持たないぬいぐるみの母にしがみついていた（図2）．

　母親と子どもの結びつきは母乳（つまり食物）であるという考え方が主流であったこの時代に，社会性をもつアカゲザル（および人間）が，食料（ミルク）ではなく，ぬくもりを求めているということが証明されたのである．

　しかし，この有名な実験にはまだ後日談がある．確かにぬいぐるみの母に育てられた子ザルたちは死ぬことこそなかったけれど，精神病的な症状を示し，正常には育たなかった．うつ症状を示すもの，自傷行為を行うもの，自分の子どもをマルトリするものなど，ほとんどのサルがまともな社会性を発展させることができなかった．ぬいぐるみの母は，やわらかさとぬくもりだけは与えてくれたが，何も教えてはくれなかった．暴力をふるったり暴言を吐いたりすることもないかわりに，子ザルをやさしく抱きしめたり，悪い行いを叱ったり，新しい挑戦をうながしたりもしなかった．完全なネグレクト状態では，子ザルは安心して冒険に出かけられず，何が安全で，誰を信用してよいのかという基本的な社会性を学ぶことができなかったのである．

　もちろん，アカゲザルと人間を単純に比較することはできないが，マルトリを受けた子どもたちや，戦争や貧困などさまざまな事情で親から引き離されて代替の愛着者も与えられなかった子どもには似た症状が観察される．人間でも同様のことが起こっていると考えてよかろう．

愛着に関する子どもの学習

　まだ自分では生き延びる能力を持たない子どもにとって，愛着者(通常は親)は世界のすべてである．愛着者に必死でしがみつき，離れると泣く．愛着者はこのメッセージを読み取り，さまざまな欲求を満たしてくれる．愛着者に笑いかけると，笑顔を返してくれる．子どもは，愛を与えることで必要なもの(食物や安全や愛情など)が得られることを学ぶのである．

　しかし，そのメッセージが常に無視される状況では，子どもは違う学習をする．自然界において，養育者から離れるのは危険であるため，養育者をよびよせるために泣くのだが，それ以上に泣くと今度は敵をよびよせてしまう．だから，このように養育者をよんでも応えてもらえないことが何度も続くと，子どもはあきらめて，自分で自分をなぐさめるようになる．長期間の間には，子どもは養育者に頼ることをあきらめ，殻に閉じこもることで自分の身を守るスキルを身につけるのである．

愛着者との関係と子どもの自立

　愛着者との関係は，子どもの自立にも大きな影響を及ぼす．生まれて数か月は自分と愛着者(通常は母親)との区別すらついていないと考えられている．そこから少しずつ，愛着者と自分は別のものであると理解し，離れていくのが自立である．

　おもしろそうな遊具がある公園．少しだけ親から離れてみる．振り返ると，親が自分を見ている．怖い顔はしていない．もう少し進んでみる．少しぐらい離れても大丈夫だという学習をする．危険があってもすぐに親が助けてくれる．たまにちょっとびっくりして怖くなり，親の元に逃げ帰る．危険があったわけではないと教えられ，安心する．これを繰り返しているうちに，恐怖を乗り越え，少しずつ外の世界を学習する．愛着者が常に見守ってくれるという自信によって自立は導かれ，恐ろしい世界のなかに安全な基地を拡大していく(図 3)．

　親が危険なときにいつもそばにいなかったり，安心を与えてくれなかったりしてこの安全基地の役割を果たしてくれないと，子どもはいつまで経っても安全なエリアを広げることができず，探索にも乗り出すことができない．つまりは自立の準備ができないということになる．

愛着障害とは？

　養育者との関係は，この世で最初に築く関係であり，それを基礎として周囲の人間との関係を築いていくこととなる．その愛着が不足することによって起こるさまざまな困った症状が，愛着障害である．医療の現場では DSM-5-TR (『精神障害の診断・統計マニュアル』の最新版)などで示す「反応性アタッチメント症」と「脱抑制型対人交流症」という名称を用いる．

　「反応性アタッチメント症」は，相手に対して非常に矛盾した反応を示す．対人関係のなかで適切な反応をすることができず，世話をしてくれる人にも非常に警戒的で，

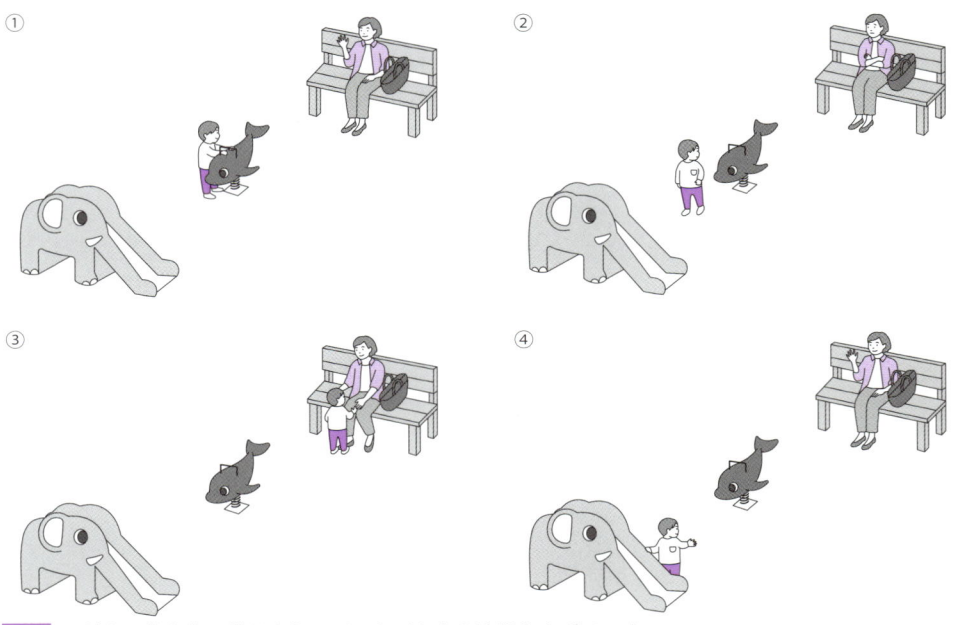

図3 子どもは養育者の様子をうかがいながら安全地帯を広げていく

甘えたいのに素直に甘えることができない．やさしく接してくれているのに腹を立てたり，嫌がって泣いたりとまったく矛盾した態度をみせることもある．小さいときに，愛情に対して正当な対価を与えてもらえなかったために，他人全般を信用できなくなったせいではないかと考えられている．

「脱抑制型対人交流症」は，拡散した愛着で，選択的な対象に対して愛着を示す能力が著しく欠如している．無差別に愛着を求め，愛情を振りまく．社交的にみえるが，無警戒で相手をよく吟味しようとしないという特徴がある．

愛想がよく，人見知りもしないので，人付き合いが上手なのではないかと思われがちであるが，実際のところは対人関係がうまくいかないことが多い．初対面の人にもなれなれしく接近して過度な親しみを示すため，他人から警戒，困惑される．度が過ぎるとうっとうしがって嫌われることすらある．本人は自覚がないままにひどく嫌われたり避けられたりするので，自信を失っていく．また，警戒心が弱く，あまり知らない人の甘言に乗せられたりして，危険に巻き込まれることも多い．

愛着障害と神経発達症（発達障害）との違い

愛着障害は，神経発達症（発達障害）によく似た症状を示すことでも知られている．ただし，神経発達症は遺伝的な要因が大きいといわれ，環境によるものではないと考えられているが，愛着障害は後天的なものである．

まず，他人に無関心であるという点に対して，ASD と間違われることがある．ただし，先天的な神経発達症と違い，愛着障害の場合は，環境が変われば症状が落ち着くことが多く，ASD の子どものように強いこだわりを示すことは少ない．自信のなさや養育者とのコミュニケーションの不足が学習の遅れを引き起こすことによって，

知的障害を疑われることもある.

　なかでも, 特に症状が酷似しているといわれるのが注意欠如多動症(attention-deficit/hyperactivity disorder：ADHD)である. 常にイライラと落ち着きがなく, 注意を持続できないからである. 専門家でも時に鑑定が難しいといわれている.

　これについては, 滝口らの先行研究で興味深い研究がある. ほめられることや金銭を得ることなどの報酬に深く関与した脳の大脳基底の線条体という領域の賦活状態を, ADHDをもつ子どもと, 愛着障害の子ども, そして定型発達の子どもについて比較したものである[5]. この研究には2種類のゲームが使用された. 1つのゲームでは勝つとたくさんお小遣いがもらえるが, もう1つのゲームでは少しだけしかもらえない.

　定型発達の子どもにおいては, 脳の活性化に小遣いの多少は関係なかった. つまり, どんな状況でもゲームに集中した. これに対しADHDの子どもは, 小遣いがたくさんもらえるゲームのときのみ脳が活性化し, 少しの小遣いだと反応が薄いという傾向にあった. つまり, 簡単にはやる気が出ないが, ご褒美が多いとやる気が出る.

　ところが, 愛着障害の子どもは, いずれのゲームでも活性化がみられなかった. 要するに, 愛着障害の子どもは, 報酬の大小にかかわらず, やる気を出すのがとても難しく, 「ほめても叱っても響かない」といわれることになる.

　この研究ははじまったばかりで詳しいことはまだわからないが, 幼いときに正しい返報性(愛情をあげれば愛情を返される, よいことをすればほめられる)が身につかなかったために, 報酬を期待するこころにゆがみが生じているのではないかと推測される. がんばっても何も得られないという負の学習をしてしまっているのかもしれない.

成長過程で発生するさまざまな問題

　このようにして幼児期に育まれた歪んだ愛着を基礎としてその後の人間関係を育んでいくと, 成長の過程でさらにいろいろな問題が発生する. 幼い間にごく身近な家族から傷つけられると, 基本的な信頼感を確立することが困難になり, 養育者との愛のあるやりとりが不足すると, 人の気持ちを汲み取る共感が育ちにくい. その結果, 人との距離や反応がうまくできないことで周りの人に嫌われたり, 避けられたりするようになると, 周囲の人間が信用できなくなる, 自分に自信をなくすなどの二次的な問題が発生する[6].

　特に思春期は問題が深刻化し, マルトリの影響が顕著になる時期である. 思春期は, 誰にとっても試練の多い時期だ. 身体が生殖機能を備えた大人の身体へと変化するのと同様に, 脳も爆発的に成長し, 不安定になる. 身体に関してだけでいえば大人とほぼ同等の機能をもつことになるが, その制御能力がまだ追いついていない状態である. 「大人の身体に未熟な脳」と表現されるが, 特に, 児童期にトラウマを背負ってしまうようなつらい体験をすると, 脳神経の発達が遅れることや, 行為の是非を判断して制御する能力が減弱することがあり, 感情の制御がますます難しくなるのである[7].

　同時に, 環境も激変する. 守られていた子ども時代を終えて, 巣立ちの準備をはじめなければならない. 舞台の中心は家庭から学校や社会などの外の世界に移行し, 友だちや恋人との関係が重要になる. 共感性が未発達でその基盤が不安定であること

は，思春期特に重要な対人関係でつまずく原因となりやすい．マルトリの影響で脳神経が未発達で自己制御力の弱い人が，このような時期に，いじめ・非行・少年犯罪など問題を起こしやすいのは当然ともいえる．

2005 年に内閣府は少年非行の要因の 1 つがマルトリだと考えて調査を行った．そのなかの警察からのデータでは，粗暴傾向で少年相談の対象となった 274 ケースのうち，5〜6 ケースに 1 件の割合で何らかの被虐待経験がみられた．なかでも，生育歴上早い時期からマルトリを受けたケースや，マルトリを受けた期間が長いケースでは，少年相談などで更生を働きかけても相対的に効果が低く，粗暴傾向の改善が困難な傾向があったという．

さらに，いじめとマルトリ経験もまた，強く関係していると考えられる．

東京都精神医学総合研究所（現東京医学総合研究所）の研究では，いじめと家庭関連要因の関連を調査した．年齢，性別，父母との同居，祖父母との同居，きょうだいの有無，などさまざまな要因のなかで，「同居の大人からのマルトリ」は，いじめと目立って高い関連性が示された．「過去 1 か月以内に同居中の大人から暴力を受けた体験を有する生徒」はそうでない生徒に比べるといじめの被害体験のリスクが 4 倍以上も高く，いじめの加害体験のリスクも「同居中の大人からの暴力」がある生徒は，そうでない生徒に比べて 6 倍も高くなった．これは，国際的な先行研究での家庭環境といじめには関連があるという結果が日本でも裏づけられたものである．

マルトリは，被虐待児の子ども時代をつらいものにするだけではない．その体験がさまざまなかたちで本人の思春期，さらには大人になってからの生活に影を落とすことはいうまでもなく，社会全体の損失となりうるのである．

●引用文献

1）友田明美：いやされない傷—児童虐待と傷ついていく脳．診断と治療社，2012

2）Blum D : Love at Goon Park : Harry Harlow and the science of affection. Cambridge, Perseus Pub, 2002〔デボラ・ブラム（著），藤澤隆史，他（訳）：愛を科学で測った男—異端の心理学者ハリー・ハーロウとサル実験の真実．白揚社，2014）

3）Bowlby J : Attachment and Loss, Vol. 1 : Attachment. Attachment and Loss. New York, Basic Books, 1969

4）Ainsworth MDS, et al.: Patterns of attachment : A psychological study of the strange situation. Lawrence Erlbaum, 1978

5）Takiguchi S, et al.: Effects of intranasal oxytocin on neural reward processing in children and adolescents with reactive attachment disorder : A randomized controlled trial. Front Child Adolesc Psychiatry 1 : 1056115, 2023

6）杉山 登志郎：発達障害のいま．講談社現代新書，2011

7）Teicher MH, et al.: Childhood maltreatment : Altered network centrality of cingulate, precuneus, temporal pole and insula. Biol Psychiatry 76 : 297-305, 2014

（藤澤玲子）

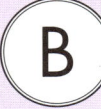

B マルトリによって起こる多彩な症状 —大人の場合—

POINT

- 成人期の精神科臨床では，医療者と患者の双方の要因から，多彩な症状の背景にあるマルトリの影響は見過ごされやすい．
- その典型的な病名のパターンや解離の影響を知ることが，多彩な症状の背景にあるマルトリの存在に気づくことを助けてくれる．
- トラウマインフォームド・ケアを含む包括的な支援体制の整備が，マルトリの後遺症を早期に見立て，再トラウマ化を防ぎ，適切に治療するうえで重要となる．

はじめに

　筆者はおもに成人の患者を対象として，総合病院の精神科で勤務する臨床心理士である．地域医療支援病院であるため，対応する患者はすでに他の病院やクリニックで治療歴があることが多い．そうした患者の生育歴を確認すると，マルトリ（虐待やネグレクト）の既往がかなりの割合でみつかることになる．しかし，早期より児童相談所など公的機関が介入していたケースを除けば，そのほとんどが今までの医療機関で現在の不調と生育歴の間に関係があると指摘されたことがないと話すのである．似たようなことは，トラウマ臨床を行う治療者であるなら全員が経験しているであろう．成人の精神科領域において，マルトリの後遺症は頻繁に見過ごされてしまっている．なぜそうしたことが起こってしまうのか．ここでは，この視点からマルトリにより生じる多彩な症状の特徴について論じ，求められる対応について考察することとする．

成人期に表れるマルトリの後遺症と操作的診断基準（表 1）

　まず前提は，**成人期に現れるマルトリの後遺症には，ありとあらゆる種類と強度の精神症状や問題行動が含まれる**ということである．頻繁に指摘されるものだけでも，フラッシュバックや過覚醒などの PTSD 関連症状，抑うつや双極症 II 型に類似した気分変動などの気分症，パニック発作や引きこもりを伴う社交不安症などの不安症，ためこみ症や身体醜形症を含む強迫症，健忘や人格交代などの解離症，さらには統合失調症の診断基準をも満たすことがある解離性の幻聴・幻覚などの精神病症状，不注意や衝動性に関連する ADHD 症状，社会性の障害として現れる ASD 症状，ボーダーライン・自己愛性・回避性といったパーソナリティ症，そして摂食症やアルコールや薬物などの依存症関連障害，リストカットを代表とする自傷行為や自殺企図，さまざ

表1　マルトリの後遺症と診断名

成人期のマルトリの後遺症	関連がある診断名（一例）
トラウマにかかわるもの	PTSD・適応反応症・解離症・C-PTSD（ICD-11）
気分の異常にかかわるもの	抑うつ症・双極症Ⅱ型
不安にかかわるもの	パニック症・社交不安症・強迫症
精神病症状にかかわるもの	統合失調症
衝動性や注意機能にかかわるもの	ADHD・解離症・ボーダーラインパーソナリティ症
社会性の障害にかかわるもの	ASD・自己愛性パーソナリティ症・回避性パーソナリティ症
依存の問題にかかわるもの	摂食症・物質関連症および嗜癖症群
行動の問題にかかわるもの	素行症・反社会性パーソナリティ症
身体不調にかかわるもの	身体症状症・自己免疫疾患などさまざまな身体疾患

まな触法行為，さらには自己免疫疾患などの身体疾患があげられる[1~3]．さらに，これらの一見無関係にみえる多種多様な症状や問題行動が単独で現れるのではなく，多くの場合，重なり合い，時間の経過とともに変化しながら生じることになる．こうした「何でもあり」の状況こそが，成人期に現れるマルトリの後遺症の臨床像である．

　しかし，こうした疾患の原因がマルトリであるとされることはほとんどない．周知の通り，精神疾患の診断に用いられるDSMやICDでは操作的診断基準が採用されており，一部の例外を除いて病因を特定せず，おもに現在の症状とその経過に基づいて排中律的に疾患を分類する方法で診断が行われる[4]．この基準に従えば，マルトリの後遺症は，その原因となるマルトリという事象を特定しなくともその症状に基づいて病名が与えられる．例外的に病因を特定する必要があるのはPTSDなどのストレス関連障害であるが，この診断はしばしば避けられる傾向がある[5]．そのため，マルトリの既往に辿り着くことなく症状に焦点を当てた治療がしばしば開始されてしまう．また，経過中に新たな症状が現れても，以前の症状と新たな症状に共通する特定の病因を探られることはほとんどなく，その症状に対応する病名を別につけて治療されてしまう．その結果，多くのマルトリの後遺症は，複数の病名と治療薬が併存するケースとして扱われることになる．精神疾患においては生物学的マーカーがほとんど存在しないため，原因を特定せずともエビデンスに基づく診断と治療を可能にする操作的診断基準は，必要不可欠なテクノロジーである．しかし，この特徴ゆえに，因果関係を見出す必要がある場合には盲点が生じ，その結果，マルトリの後遺症が見過ごされることになるのである．

　これは裏を返せば，広範なマルトリの後遺症を病因論の視点から説明する診断カテゴリーが存在しないことを意味する．トラウマ研究者や治療者たちは，長年にわたりトラウマ体験を単一の病因とする疾患カテゴリーの作成と，それを現行の診断基準に統合することを求めてきた[1,2,6]．しかし，これはDSMがかつて廃止した「神経症」というカテゴリーの復活を意味しかねず[4]，そのためこのような病因論的アプローチは，操作的診断基準にはなじまないとして採用されてこなかった．それでも，DSMで例外的に採用されていたPTSDの概念が徐々に拡張され，さらにICD-11では複雑性PTSD（C-PTSD）の診断名が記載されるなど，トラウマティック・ストレスへの注目は次第に高まりつつある．しかし，PTSDやC-PTSDの診断においては一定以上の強度をもつトラウマ体験が必要とされ，それにはいじめやマルトリの影響などは含まれていない．マルトリの後遺症を包括的に記述することが可能な，病因論に基づく正

式な診断名が存在しないため，医療現場でその後遺症が見過ごされる事態が生じてしまうのである．

解離とトラウマの否認

　診察の場面でマルトリの後遺症が見逃されるのは，患者の特徴も影響している．私たちは身体的・精神的に不調を感じた際に，その原因を自然に推論する．これは「解釈モデル」とよばれ，操作的診断基準が病因論を採用していないとしても，精神科面接の初期対応時に聴取する重要な情報とされる．しかし，マルトリの後遺症と考えられる症例においては，患者が自らその不調の原因を過去の経験に結びつけて認識していないために，解釈モデルを尋ねたとしてもそれを報告せず，結果として支援者側も見逃してしまうことがしばしば起こる．この背景には，**解離**と**トラウマの否認**という，マルトリの後遺症の患者によくみられる 2 つの心性が影響していると考えられる．

　まず，解離であるが，これはマルトリの最中に頻繁に主体に生じる**受動的**な作用が基盤となっている．多くの場合，虐待は子どもにとって圧倒的な体験であり，その際に生じる激しい情動は，人格の構造を弱体化させる．その結果，その体験は通常の記憶システムに物語として統合されることができず，言語によって容易にアクセスできないトラウマ記憶として残る．このプロセスが解離である．解離した記憶は，しばしば主体に侵入する際に非言語的に表現され，解離症をはじめさまざまな症状を引き起こすものであるが，それは通常の意識に統合されていないため，主体はその記憶を自覚することができない．さらに，その侵入自体が苦痛を伴うため回避の手段として解離が継続することになり，複雑な病理に発展する土台がつくられる[7]．

　さらに，マルトリの出来事やその記憶が，主体によって**能動的**に隠されることがある．これがトラウマの否認である．解離による対処は一時的であるため，長期にわたる虐待環境において，子どもは生き残るために，自らの存在に対する脅威となる大人との間で必要な愛着を築かねばならなくなる．こうして子どもは，大人の虐待を正当化する意味体系をつくり上げる．「自分が悪いからこうなったのだ」と考え，加害者の行為を正当化し，能動的に虐待の事実そのものを否認することで，かろうじて虐待者との間の愛着を維持するのである．その一方で，意識レベルでは対処しきれない感情や身体の反応に対しては，自傷行為によってこころの痛みを身体の痛みに変えることで処理する．このようにして，子どもは「見せかけの正常性」を獲得し，虐待的な環境を自らの力で生き延びる．そのなかで解離の構造はさらに複雑化し，時には解離性同一症（dissociative identity disorder：DID）のような完全な交代人格の発生に至る（図 1）[6,7]．

　マルトリという過酷な環境によって生じる解離とトラウマの否認は，後に多様な症状を引き起こす病理である．しかし，解離もトラウマの否認も，マルトリの衝撃から主体を遠ざけることで生き延びることを可能にしたものである．これは，後に述べる問題行動や身体化についても同様である．マルトリの後遺症として現れる多様な症状が，まさにその原因であるマルトリを遠ざけ，隠すために生じると捉えるならば，治療者がかなり積極的にその痕跡を探さなければ，見過ごしが生じてしまうことは避けられないことであろう．

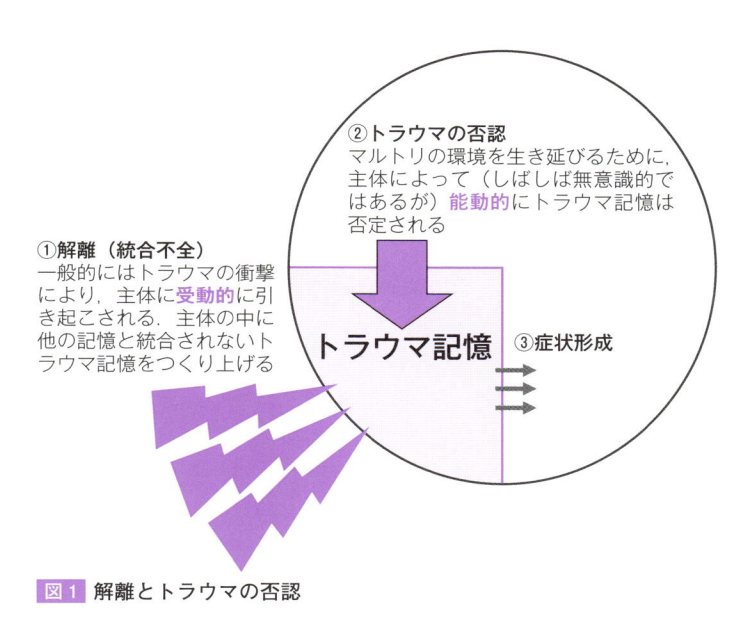

図1 解離とトラウマの否認

マルトリの後遺症が隠れているパターン

抑うつ→双極症Ⅱ型 and/or 神経発達症（発達障害）

こうした特定の理由からマルトリの後遺症が見過ごされるため，それが発見されるまでの経過として，臨床現場で一種の典型的なパターンが観察される．最初のパターンは，初診時にうつ病と診断されるが，治療が効果を示さず，やがて双極症Ⅱ型に病名が変更されるという経過である．さらに，双極症Ⅱ型に代わってADHDと診断されたり，気分症とADHDやASDの併存を指摘されたりすることも多い．しかし，それでも回復がみられず，最終的にマルトリの過去が明らかになり，C-PTSDや解離症といった病名に辿り着く，というパターンである．

この「抑うつ→双極症Ⅱ型 and/or 神経発達症（発達障害）→トラウマ」というフローは，マルトリの後遺症に由来する精神症状を，現在から過去に順を追って評価することで変遷するものである．初診時の主訴である抑うつからはじまり，治療が十分に効果を示さない場合に過去の気分変調が明らかになり，さらに幼少期に存在していた発達特性が発見されることで，それぞれ操作的に診断がつけられる．そして最後に，最も過去にあった出来事としてマルトリが特定されるのである．もちろん，「後医は名医」であり，この変遷自体を単に後知恵バイアスから批判することは無意味である．問題なのは，マルトリという病因に辿り着くまでに長い時間がかかってしまうことなのである．

この特定の遅れは，もちろん治療開始の遅れにもつながるが，それ以上に深刻なのは，思春期以降に「再演」とよばれる再トラウマ化が生じるケースが少なくないという指摘を考慮すると，その影響がさらに重大であることがわかる[2, 6, 8]．マルトリの後遺症が見過ごされている間に，治療が十分な成果を上げないばかりか，再演によるさらなる被害や加害が病理を一層複雑にしてしまうのである．マルトリの後遺症と判断された場合，まずは症状の治療に先立って，現在の環境が安全で安心できるものである

かを評価し，再トラウマ化を防ぐための心理教育や生活指導，ソーシャルワークを導入する必要がある[1]．こうしたさらなる悪化を防ぎ，治療の前提を整えるための対応が，他の診断がなされることで遅れてしまうことこそが問題の核心である．

　こうした事態を防ぐためには，まず操作的診断基準の特徴を理解し，それが早急に具体的な対応を必要とするマルトリの後遺症を見逃しやすい構造をもっていることを，すべての支援者が認識する必要がある．そのためには，このような典型的なパターンが存在することを心に留めておくことが役立つかもしれない．

解離と統合失調症

　次にみられるパターンは，マルトリの最中，あるいはそれが終わった直後の学童期や思春期に，一度は何らかの理由で精神科やスクールカウンセリングなどを訪れたものの，そこでマルトリの事実が発見されず，その結果，支援が継続されなかったり，さらには「問題なし」と判断されたりという経過である．

　こうした場合に最も起こっているのは解離の見逃しである．マルトリの既往がある子どもは，学童期に不登校や引きこもりといった問題を抱えやすい[8]．具体的な問題で受診しても，解離やトラウマの否認があるために，子どもはしばしば自分の困難をうまく表現できず，大人への不信感や迎合反応から，あたかも問題がないかのように振る舞ってしまう．支援者がその振る舞いをそのまま受け取ってしまうと，せっかくの支援の機会が失われるだけでなく，「問題がないといわれた」「意味がなかった」と感じてしまい，次の支援につながるまでの期間がさらに長引いてしまう．その間に問題が複雑化し，あるいは環境に無理に適応しようとすることで解離の病理がさらに深刻化し，最終的には DID の発症に至ることもある[2, 6, 7]．こうなると，健忘や否認が強まり，本人が感じている困難をみつけることが一層難しくなってしまう．

　このパターンの変形として，**マルトリへの反応や後遺症として現れる解離性の幻聴・幻覚が統合失調症と診断されている**ケースがある．特に DID 患者においては，幻聴，妄想知覚，自我障害などいわゆる Schneider の一級症状が統合失調症の患者よりも強く現れることがあるとされるほど精神病エピソードは頻回であるが[7]，十分に解離症の可能性を検討せずに統合失調症と診断されてしまう例がみられる．統合失調症と解離症では，時折 ASD の併存などで鑑別が難しいケースもあるが，基本的には精神病症状の性質と経過はかなり異なっており，しっかりとした問診を行っていけば，やがて鑑別が可能になると考えられている．しかし，臨床現場においては解離の存在が長期間にわたって見逃され，効果の乏しい治療が続けられてしまったという DID や解離症の症例に出会うことは少なくない．

　このような事態を防ぐためには，**支援者がまず，解離やトラウマの否認が存在する可能性を理解する**ことが何よりも重要である．いったんそのような症例に接するようになると，しだいに解離の存在を示すサインやエピソード，たとえばやりとりのなかでみられるちょっとした注意障害や，困りごとの背後にある細かな意識や記憶の断絶といったものに気づくようになる．そうすれば，何かしらの違和感を感じた際に解離の可能性を考慮し，未発見や未治療のマルトリの発見につなげることが可能となる．早期発見が最も重要なマルトリへの対応において，解離の視点をもつことは必要不可欠であろう．

行動化と身体化

　最後にあげられるパターンは，マルトリの後遺症が行動や身体の問題として現れ，それがトラウマとの関連を考慮せずに対応された経過である．

　マルトリの後遺症としての行動化は，マルトリそのものやその記憶が生み出す苦痛から何とか逃れようとして生じるものである．たとえば，自傷行為や自殺企図，不安定な対人関係の繰り返し，過食嘔吐や極端なダイエット，アルコールや薬物の乱用などがそれに該当する．これらの行動は，それぞれパーソナリティ症，摂食症，依存症などの病名がつくが，マルトリの後遺症として生じる場合，これらは過酷な環境を生き延びるための必死のコーピングという側面も併せもつ．これらの疾患の背後にトラウマが影響している可能性については，繰り返し指摘されているが[2, 6, 8, 9]，依然としてトラウマの視点を欠いたまま「問題のある患者」として扱われてしまうことは珍しくない．マルトリの後遺症が身体化として現れた場合には，さらにトラウマの視点が見落とされがちである．マルトリやその記憶が生み出す苦痛がことばにできないとき，それが不定愁訴や原因不明の疼痛といった身体的不調として現れ，これらは自己免疫疾患の発症とも関連があるとされるが[2, 3]，マルトリとの関連が言及されることはほとんどない．

　もちろん，これらの行動や身体面での問題は，それ自体対処されるべきである．しかし，治療の過程で患者が「問題のある患者」として扱われたり，心ない対応を受けたり，「気のせいだ」といわれたり，さらには詐病と疑われることがしばしばみられる．こうした対応は，患者が抱える罪悪感や自己の体験を否認する心情をさらに強化する結果となり，援助を受けるどころか新たな傷つきの経験となってしまう．このような「医原性の再トラウマ化」は，マルトリの後遺症をいっそう複雑化させ[10]，適切な治療に辿り着くまでの時間をさらに遅らせることになる．

　こうした医原性の再トラウマ化を防ぐために有効なアプローチが，トラウマインフォームド・ケア（trauma informed care：TIC）である[9]．TIC は，直接ケアにあたる支援者だけでなく，受付や清掃担当者など，あらゆる立場のスタッフがトラウマの影響と基本的な対応方法を身につけることで，来所者の安全性を高め，再トラウマ化を防ぐものである．この TIC は，すべての相談機関，すべての人が身につけることが望ましいスキルである．しかし，まず何よりも TIC が必要とされるのは，精神医療や精神福祉サービスの現場であり，そこでこそより広く普及すべきアプローチであろう．

おわりに

　以上，大人の臨床場面において生じるマルトリの多彩な症状について，それがなぜ見過ごされてしまうのかという視点から論じてきた．また，それをいかに防ぐかについても述べたが，今後最も重要となるのは，マルトリの後遺症に対応できる支援の構造が広がることであろう．精神科における病名は，その後の治療や支援が存在するからこそつけられるという側面がある．前述にあげた典型例ともいえる病名やその変遷は，現行の支援構造が症状をターゲットとした治療に偏っている結果である．マルトリの後遺症を見過ごさずに発見し，適切に対応するためには，それをケアできるよう

な支援の構造を整える必要がある．そのためには，トラウマを見立て，治療できる支援者がさらに増えること，ソーシャルワークをよりスムーズに進めるための多職種連携が促進されること，TIC が精神医療の領域を超えて広がること，そして福祉サービスの利用，年金受給，子育て支援や DV 支援などを含む精神保健福祉の構造全体が TIC 的に再構築されることが求められるであろう．これらは容易な課題ではないが，本書の各章はその道を示すものである．

●引用文献

1) 杉山登志郎：発達性トラウマ障害と複雑性 PTSD の治療．誠信書房，2019
2) ベッセル・ヴァン・デア・コーク（著），柴田裕之（訳）：身体はトラウマを記録する―脳・心・体のつながりと回復のための手法．紀伊國屋書店，2016
3) ドナ・ジャクソン・ナカザワ（著），清水由貴子（訳）：小児期トラウマがもたらす病―ACE の実態と対策．パンローリング，2018
4) アラン・ヤング（著），中井久夫，他（訳）：PTSD の医療人類学 新装版．みすず書房，2018
5) 宮地尚子：トラウマの医療人類学．みすず書房，2005
6) ジュディス・L・ハーマン（著），中井久夫（訳）：心的外傷と回復．みすず書房，1996
7) van der Hart O, et al.: The haunted self : Structural dissociation and the treatment of chronic traumatization. New York, W W Norton & Co, 2006
8) 上岡陽江，他：その後の不自由―「嵐」のあとを生きる人たち．医学書院，2010
9) 野坂祐子：トラウマインフォームドケア―"問題行動"を捉えなおす援助の視点．日本評論社，2019
10) 神田橋條治：複雑な PTSD の治療手順．原田誠一（編），複雑性 PTSD の臨床―"心的外傷～トラウマ"の診断力と対応力を高めよう．金剛出版，2021

（若山和樹）

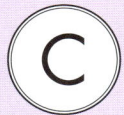 複雑性 PTSD の診断

POINT

- 小児期の過酷な体験は，心的外傷後ストレス症（PTSD）症状，自己組織化の障害（DSO）症状，ボーダーラインパーソナリティ症（BPD）症状を引き起こすことがあり，C-PTSD の診断基準は PTSD 症状と DSO 症状で構成されている．
- C-PTSD と BPD を鑑別したり，両者の併存について判断するために，BPD 症状である見捨てられ不安，不安定な対人関係，同一性の障害，衝動的な行動について，臨床家は判断しなければならない．
- 日本語化された質問紙や構造化面接は限られているが，C-PTSD の診断アセスメントの助けとなる．

はじめに

　　情動不安定や対人的問題を伴うパーソナリティ障害であるボーダーラインパーソナリティ症（borderline personality disorder：BPD）には小児期の過酷な体験が先行することが多い[1]．Judith Herman が提唱した複雑性心的外傷後ストレス症（complex post traumatic stress disorder：C-PTSD）は BPD を理解するモデルの 1 つとされてきた[2,3]．疫学研究である National Epidemiologic Survey on Alcohol and Related Conditions（NESARC）では，PTSD の 14.7 ％は BPD を併存し，BPD の 53.1 ％は PTSD を併存していた[4]．世界保健機関（World Health Organization：WHO）の診断基準である ICD-11 では，C-PTSD は独立した概念として採用され，心的外傷と PTSD 症状だけでなく，パーソナリティの変化，すなわち，自己組織化の障害（disturbances in self-organization：DSO）を生じる精神障害として概念化された[5,6]．

概念

　　ICD-11 における C-PTSD の診断に必要なのは，**複雑な心的外傷，PTSD 症状，DSO 症状である**[5,6]．C-PTSD では，複雑な心的外傷が先行し，PTSD 症状と DSO 症状が生じて持続する[5]．DSO 症状は PTSD 症状に先行して生じることがあり，DSO 症状を伴う人は PTSD 症状を生じやすい[7]．PTSD 症状，DSO 症状，BPD 症状は互いに影響するが独立した概念であり，この 3 つの症状クラスタすべてをアセスメントすべきと考えられている[8,9]．

表1 6B41 複雑性心的外傷後ストレス障害（ICD-11）

説明

複雑性心的外傷後ストレス障害（C-PTSD）は，極度の脅威または恐怖を伴う性質を有した 1 つまたは一連の出来事にさらされた後に発症するかもしれない障害の 1 つであり，最もよくあるのは持続的または反復的で，そこから逃避することが困難または不可能な出来事である（たとえば，拷問，奴隷，大量虐殺，持続的な家庭内暴力，小児期の性的または身体的虐待）．PTSD の診断要件を C-PTSD はすべて満たし，さらに，深刻かつ持続的な，①情動制御における問題，②トラウマとなる出来事に関連した恥辱感，罪責感，挫折感を伴う，自分自身が衰えた，敗北した，無価値であるという信念，③対人関係を維持することや他者に親密感をもつことの困難さによって特徴づけられる．これらの症状は，個人，家族，社会，教育，職業，その他の重要な機能領域において著しい障害を引き起こす

除外

心的外傷後ストレス症（6B40）
パーソナリティ症（6D10）

診断要件

- **本質的（必須）な特徴**
  - ・極度の脅威または恐怖を伴う性質を有した 1 つまたは一連の出来事への曝露．最もよくあるのは持続的または反復的で，そこから逃避することが困難または不可能な出来事である．このような出来事には，拷問，奴隷，大量虐殺，その他の組織的暴力，持続的な家庭内暴力，小児期の性的または身体的虐待などが含まれるが，これらに限定されない
  - ・トラウマとなる出来事の後，PTSD の主要な 3 つの要素すべてが発症して，少なくとも数週間持続する
  - ・トラウマとなる出来事が起こった後にその出来事を再体験すること．その出来事は単に思い出されるだけでなく，今ここで再び起こっているかのように体験される．再体験は鮮明な侵入記憶やイメージという形式で生じることが典型的であり，軽度（現在に再びその出来事が起こっているように一時的に感じる）から重度（現在の周囲の状況を完全に認識できなくなる）までさまざまなフラッシュバック，トラウマとなる出来事と関連したテーマを有した反復夢や悪夢などがある．典型的な再体験は恐怖や戦慄などの強烈で圧倒的な情動と強い身体感覚を伴う．また，現在における再体験は，トラウマとなる出来事の際に経験したのと同様の強烈な感情に圧倒されたり，没頭した感覚を伴うことがあり，顕著な認知的な側面を伴わず，その出来事のリマインダー（訳注：リマインダーはトラウマ臨床でよく使われる用語であり，虐待者が用いていた香水，髪型，服装，自動車，その瞬間に体験した身体の姿勢，情動など，さまざまな「きっかけ」になる刺激）に反応して生じることがある．その出来事を振り返ったり，反すうしたり，そのときに経験した感情を思い出すだけでは，再体験の要件を満たすには不十分である
  - ・心的外傷となる出来事を再体験する可能性のあるリマインダーを意図的に回避すること．このことは，その出来事に関する思考や記憶を能動的かつ内的に回避するか，その出来事を想起させる人々・会話・活動・状況を外的に回避するか，いずれかの形態を取る．極端な場合にはリマインダーを回避するために（転居や転職などによって）環境を変えることもある
  - ・現在の脅威が高まっているという持続的な認識．このことは，たとえば，過剰な警戒心，予期せぬ物音のような刺激に対する驚愕反応の増大によって示される．過剰に警戒している人は危険に対して常に身構えており，特定の状況，または，より一般的な状況で，自分自身や親しい人に脅威が差し迫っていると感じている．彼らは安全を確認するためにデザインされた新たな行動を採用するかもしれない．たとえば，ドアに背を向けて座らず，乗り物のバックミラーを何度も確認するといったものである．PTSD とは異なり，C-PTSD では驚愕反応は強まるのではなく，弱まることがある
  - ・感情制御における重度かつ広汎な問題．例としては，ちょっとしたストレッサーに対する情動反応の増大，暴力的な振る舞い，無謀または自己破壊的な行動，ストレス下における解離症状，情動の麻痺，特に喜びやポジティブな情動を経験できないこと
  - ・自分自身は衰えた，敗北した，無価値であるという持続的な信念．これはストレッサーに関連していて，深淵かつ広汎な恥辱感，罪責感，敗北感を伴う．たとえば，その人は，逆境から逃げ出さなかったこと，逆境に屈しなかったこと，他者を苦しみから守れなかったことに罪悪感を抱くかもしれない

(p.67 へつづく)

複雑な心的外傷

　ICD-11 における C-PTSD 診断基準に定義された複雑な心的外傷とは「極度の脅威や恐怖を伴い，逃れることが難しいか不可能と感じられる，強烈かつ長期間にわたる，または反復的な出来事」であり（表 1）[5,6]，C-PTSD を診断される子どもや青年は，このような心的外傷に曝露された既往があるか，曝露され続けている．複数回の身体的

表1 つづき

・対人関係を維持すること，他者に親近感を抱くことの持続的な困難．その人は，対人関係と社会的なかかわりを一貫して回避したり，冷笑したり，ほとんど関心をもたないかもしれない．もう一つの在り方として，一時的に激しい関係をもつことがあるが，その人はそれらを維持することが難しい

・その障害により，個人，家族，社会，教育，職業，その他の重要な機能領域において，著しい機能障害が生じる．機能が維持されているとしても，それは著しい努力を重ねた場合に限られている

● 追加の臨床的特徴
希死念慮，自殺行動，物質乱用，抑うつ症状，精神病症状，身体愁訴がみられることがある

● 他の障害や状態との境界（鑑別診断）

・境界性パーソナリティ障害：パーソナリティ障害とは，自己，他者，世界に対する個人の経験や思考に広汎な障害をもたらすものであり，認知，情動体験，情動表現，行動における不適応なパターンとして現れる．不適応パターンは相対的な柔軟性に欠け，心理社会的機能における重大な問題と関連し，特に対人関係では顕著であり，個人的および社会的な状況の多くに現れて（すなわち，特定の関係や状況に限定されない），相対的には安定的であり，長きにわたって持続する．このようなパーソナリティ障害の広い定義，そして，C-PTSD における情動調整不全，自己に対する歪んだ見方，対人関係を維持することの困難さに関連した持続的な症状の要件を考慮すると，C-PTSD を伴う患者の多くはパーソナリティ障害の診断要件も満たす可能性がある．このような事例において，パーソナリティ障害を診断として追加することの有用性は特定の臨床状況による

・他の精神疾患，行動障害，神経発達症との境界：C-PTSD の診断要件には，PTSD の本質的な特徴のすべてが含まれているので「正常との境界」および「他の障害および状態との境界」のセクションで PTSD に提供されているガイダンスは，C-PTSD にも適用される（訳注：以下に PTSD セクションのガイダンスの一部を翻訳した）

・統合失調症または他の主要な精神病性障害との境界：PTSD を伴う人の一部は幻覚のような性質を有した深刻なフラッシュバックというかたちでトラウマ的な出来事を再体験したり，脅威を過剰に警戒する程度によってはパラノイドのように見えるかもしれない．PTSD では疑似幻聴が生じることがあり，その人の自身の思考であり，内的な性質を有していると認識される．これらの症状を精神病性障害の証拠と見なすべきではない

・抑うつエピソードとの境界：抑うつ症エピソードでは，侵入記憶は現在に再び起こっているものとしてではなく，過去に属するものとして経験され，しばしば反すうを伴う．とはいえ，抑うつ症エピソードが PTSD に併存することは一般的であり，必要であれば，気分障害を追加診断する必要がある

・解離症との境界：トラウマ的な出来事を経験した後，身体症状，記憶障害，フラッシュバック，その他のトランス状態，アイデンティティの変化，自己統制感覚の変化，特に再体験エピソードの最中に生じる離人症など，さまざまな解離症状が起こりうる．解離症状が PTSD や C-PTSD を伴う患者における再体験エピソードに限られている場合，解離症を追加診断すべきではない．再体験エピソードではないときに深刻な解離症状が存在し，診断要件がすべて満たされているなら，解離症を追加診断してもかまわない

・他の精神障害との境界：極度に脅威的または恐怖的な性質をもつ出来事や状況（短期または長期）の後には PTSD 以外の精神障害が発症したり，PTSD と併存していることは珍しくない．したがって，潜在的にトラウマ的な出来事にさらされたという既往それ自体は PTSD の存在を示すものではない．抑うつ症，不安症または恐怖症関連障害，物質使用による障害，解離症は，潜在的にトラウマとなる経験の後遺症として起こる可能性があり，PTSD が欠如していることもよくある

● 正常との境界（閾値）
持続的または反復的な性質を伴い，逃れることが困難または不可能な極度のストレッサーに曝露された既往それ自体は C-PTSD の存在を示唆しない．こういうストレッサーを経験しても，多くの人は何らかの障害を発症することはない．むしろ，その臨床像は障害の診断要件のすべてを満たさなければならない

〔World Health Organization：ICD-11：International classification of diseases（11th revision）. 2022 https://icd.who.int/（2024/12/8 参照）より著者訳〕

外傷，性的外傷は複雑な心的外傷の一例であり，このような心的外傷を経験した青年は C-PTSD を発症しやすい[10]．複雑な心的外傷は C-PTSD の発症後に累積することがあり，C-PTSD に罹患した青年は，その経過中にいじめられ，孤立することが多い[11,12]．Kazlauskas らは C-PTSD 症状を伴う青年 66 例を 2 年間にわたって追跡し，経過中にいじめ被害という新たな心的外傷を経験すると，C-PTSD 症状が持続しやすいことを明らかとしている[11]．

PTSD の症状

ICD-11 における PTSD 症状は，心的外傷の再体験，再体験の入念な回避，脅威の持続的な知覚の 3 型に分類される[5,6].

● 心的外傷の再体験

外傷的な出来事はただ思い出されるだけではなく，今ここで再び起こっているものとして体験される．典型的な再体験症状は，恐怖や戦慄などの強烈で圧倒的な情動，強い身体的な感覚を伴い，生々しい侵入的なイメージや記憶のかたちで起こる．外傷的な出来事を思い出し，それに伴ったネガティブな思考や感情とともに「反すう (rumination)」するだけでは，再体験症状とよぶには不十分である．再体験症状は，フラッシュバック，反復する悪夢などのかたちをとることもある．

● 再体験の入念な回避

心的外傷を想起させる刺激は回避され，それに関連した思考や記憶の内的な回避，出来事を思い出させる人々，会話，活動または状況の外的な回避，または，その両方というかたちをとる．転居・転校・転職のような環境変化がこのような文脈でなされることもある．

● 脅威の持続的な知覚

過剰な警戒，予期しない雑音などの刺激への驚愕反応の亢進などで示される．過剰に警戒する人は，安全を確保するためにドアに背中を向けて座らなかったり，乗り物のバックミラーを繰り返しチェックするといった新たな行動をとることもある．C-PTSD では，PTSD と異なり，驚愕反応の亢進でなく減弱がみられる場合がある．

自己組織化の障害

ICD-11 では，C-PTSD における DSO 症状は，**情動不安定，陰性の自己概念，対人的問題**の 3 型に分類されている[5,6].　心的外傷に関連した刺激に結びついた恐怖反応である PTSD 症状と異なり，DSO 症状は多様な文脈や関係に汎化していて，特定の人物や状況が心的外傷を思い出させる刺激に似ているかどうかにはかかわりなく，機能障害を引き起こす[5].

● 情動不安定

情動不安定は，ICD-11 では「感情のコントロールに関する重度で広汎な問題」とよばれている．軽微なストレス因に対して情動的反応性が亢進すること，情動や行動という点で暴力的に爆発すること，無謀または自己破壊的に行動すること，ストレス下で解離すること，情動が麻痺して楽しみやポジティブな情動を体験できないことなどがあげられる．米国精神医学会の診断基準である DSM-5 では，このような情動調整の困難は BPD の診断基準にも分類されている[13].

● 陰性の自己概念

陰性の自己概念は，ICD-11 では「自分は取るに足らない，打ち負かされた，または価値がないという持続的な思い込み」とよばれている．ストレス因に関連して，広汎な恥辱感，罪責感，挫折感などが伴う．C-PTSD を伴う患者が罪責感を感じる主題は，不利な状況から逃げられなかったこと，屈してしまったこと，他者を苦しみから守れなかったことなどであることが多い．

● 対人的問題

対人的問題は，ICD-11 では「人間関係を維持し，他の人を親密に感じることへの持

続的な困難」とよばれている．C-PTSD を伴う患者は，人とのかかわりや対人交流の場を常に避けるか，軽蔑するか，ほとんど関心を示さない．または，親密な対人関係が維持できない．

症状の持続期間

ICD-11 における C-PTSD では，症状の持続期間が「少なくとも数週間」と定義されており，発症から間もない症例，比較的早期に症状が寛解した症例も C-PTSD と診断されうる．

他の障害との境界

ADHD，反抗挑発症，素行症，分離不安症，全般不安症，抑うつ症，双極症，BPD などは C-PTSD と鑑別すべき精神障害であり，また，これらが C-PTSD とともにみられるときは併存症として記述すべきである．C-PTSD に症候学的に類似した概念である発達性トラウマ障害に関する調査では，構造化面接である Schedule for Affective Disorders and Schizophrenia for School-Age Children-Present and Lifetime version（K-SADS-PL）を用いた調査により，発達性トラウマ障害の併存症として，ADHD，反抗挑発症，素行症，分離不安症，全般不安症，抑うつ症，双極症などが報告されている[14, 15]．

C-PTSD における自己組織化の障害は抑うつ症状や BPD 症状に類似しており，C-PTSD がある人は BPD を併存しやすい[16, 17]．日常臨床では BPD は診断・告知されないことが多いが[18]，ICD-11 は BPD を診断して告知することが有用であるか否かは個々の臨床場面によって異なるという見解を採用している[6]．BPD の DSM-5 基準で列挙されている最初の 4 症状，すなわち，①見捨てられ不安，②理想化と脱価値化を特徴とした不安定な対人関係，③同一性の障害，④衝動的な行動，のうち，いくつかがあれば，その患者は BPD を併存している可能性が高い[19]．

同一性の障害とは，身体的・心理社会的・性的な同一性が不安定で変化しやすいことであり，現代の文化に生きる子どもや青年では，スティグマを伴う集団への所属感，他責的な宗教運動や政治運動への参加，性的マイノリティ，タトゥー，ピアス，独特な髪型などのかたちをとることがある[20〜23]．衝動的な行動は，過食，浪費，売春，行きずりの性行為，避妊しない性行為，複数の性的パートナー，喫煙，飲酒，大麻や他の違法薬物の使用などのかたちをとることがある[13, 24]．

診断アセスメント

特定の障害を診断するためには，有病率を考慮して，危険因子によってスクリーニングし，身体疾患や他の精神障害を除外し，症状を評価して，操作的診断基準に基づいて確定診断しなければならない．C-PTSD 症状をアセスメントする質問紙として，7〜17 歳の子どもや青年を対象とした International Trauma Questionnaire Child and

Adolescent Version（ITQ-CA），成人を対象とした International Trauma Questionnaire（ITQ）があり，ITQ は邦訳されて公開されている[25]．

C-PTSD を診断するための日本語化された構造化面接はまだ存在しない．再体験・回避・脅威の知覚といった PTSD 症状をアセスメントできる UCLA 心的外傷後ストレス障害インデックス[26]，反抗挑発症，素行症，抑うつ症，双極症などのさまざまな精神障害をアセスメントできる Schedule for Affective Disorders and Schizophrenia for School-Age Children-Present and Lifetime version for DSM-5（K-SADS-PL-5）日本語版[27, 28]，BPD などのパーソナリティ障害をアセスメントできる Structured Clinical Interview for DSM-5 Personality Disorders（SCID-5-PD）日本語版[24] などの構造化面接によって得られた情報を吟味し，臨床判断に基づいて C-PTSD を診断するという手法が代替策となるかもしれない．

●引用文献

1) Ibrahim J, et al. : Childhood maltreatment and its link to borderline personality disorder features in children : A systematic review approach. Clin Child Psychol Psychiatry 23 : 57-76, 2018

2) Herman JL : Trauma and Recovery : The Aftermath of Violence - From Domestic Abuse to Political Terror. New York, BasicBooks, 1992［中井久夫，他（訳）：心的外傷と回復 増補新版．みすず書房，2023］

3) Gunderson JD : Borderline Personality Disorder : A Clinical Guide. Washington, D.C., American Psychiatric Publishing, 2001［黒田章史（訳）：境界性パーソナリティ障害 クリニカル・ガイド．金剛出版，2006］

4) Scheiderer EM, et al. : The comorbidity of borderline personality disorder and posttraumatic stress disorder : revisiting the prevalence and associations in a general population sample. Borderline Personal Disord Emot Dysregul 2 : 11, 2015

5) Cloitre M, et al. : Evidence for proposed ICD-11 PTSD and complex PTSD : a latent profile analysis. Eur J Psychotraumatol 4 : 20706, 2013

6) World Health Organization : ICD-11 : International classification of diseases（11th revision）. 2022 https://icd.who.int/（2024/12/8参照）

7) Hyland P, et al. : A longitudinal study of ICD-11 PTSD and complex PTSD in the general population of Israel. Psychiatry Res 286 : 112871, 2020

8) Powers A, et al. : Distinguishing PTSD, complex PTSD, and borderline personality disorder using exploratory structural equation modeling in a trauma-exposed urban sample. J Anxiety Disord : 88, 102558, 2022

9) Hyland P, et al. : Examining the Discriminant Validity of Complex Posttraumatic Stress Disorder and Borderline Personality Disorder Symptoms : Results From a United Kingdom Population Sample. J Trauma Stress 32 : 855-863, 2019

10) Redican E, et al. : Prevalence and predictors of ICD-11 posttraumatic stress disorder and complex PTSD in young people. Acta Psychiat Scand 146, 110-125, 2022

11) Kazlauskas E, et al. : Complex posttraumatic stress disorder in adolescence : A two-year follow-up study. Clin Child Psychol Psychiatry 29 : 466-478, 2024

12) Daniunaite I, et al. : PTSD and complex PTSD in adolescence : discriminating factors in a population-based cross-sectional study. Eur J Psychotraumatol 12, 1890937, 2021

13) American Psychiatric Association : Diagnostic and Statistical Manual of Mental Disorders : DSM-5. Washington, D.C., American Psychiatric Publishing, 2013［日本精神神経学会（日本語版用語監修），髙橋三郎，他（監訳）：DSM-5 精神疾患の診断・統計マニュアル．医学書院，2014］

14) van Der Kolk B, et al. : Comorbidity of developmental trauma disorder（DTD）and post-traumatic stress disorder : findings from the DTD field trial. Eur J Psychotraumatol 10 : 1562841, 2019

15) Ford JD, et al. : Can developmental trauma disorder be distinguished from posttraumatic stress disorder? A symptom-level person-centred empirical approach. Eur J Psychotraumatol 13 : 2133488, 2022

16) Lofthouse K, et al. : Characteristics of complex posttraumatic stress disorder（PTSD）in young people with PTSD following multiple trauma exposure. J Child Psychol Psychiatry 65 : 822-831, 2024

17) Jowett S, et al. : Differentiating symptom profiles of ICD-11 PTSD, complex PTSD, and borderline personality disorder : A latent class analysis in a multiply traumatized sample. Personal Disord 11 : 36-45, 2020

18) Paris J : Overdiagnosis in Psychiatry. Oxford University Press, New York, 2015［村上雅昭（訳）：現代精神医学を迷路に追い込んだ過剰診断：人生のあらゆる不幸に診断名をつける DSM の罪. 星和書店, 2017］

19) Cloitre M, et al. : Distinguishing PTSD, Complex PTSD, and Borderline Personality Disorder : A latent class analysis. Eur J Psychotraumatol 5, 2014

20) Wilkinson-Ryan T, et al. : Identity disturbance in borderline personality disorder : an empirical investigation. Am J Psychiatry 157 : 528-541, 2000

21) Reich DB, et al. : Sexual orientation and relationship choice in borderline personality disorder over ten years of prospective follow-up. J Pers Disord 22 : 564-572, 2008

22) Westen D, et al.: Identity disturbance in adolescence: associations with borderline personality disorder. Dev Psychopathol 23 : 305-313, 2011

23) Reuter TR, et al. : Sexual Orientation and Borderline Personality Disorder Features in a Community Sample of Adolescents. J Pers Disord 30 : 694-707, 2016

24) First MB, et al. : Structured Clinical Interview for DSM-5® Personality Disorders（SCID-5-PD）. Washington, D.C., American Psychiatric Publishing, 2013［髙橋三郎（監訳），大曽根彰（訳）：SCID-5-PD DSM-5 パーソナリティ障害のための構造化面接. 医学書院，2016］

25) International Trauma Consortium : International Trauma Questionnaire. https://www.traumameasuresglobal.com/itq（2024/12/2参照）

26) 亀岡智美：子どもの PTSD のアセスメント UCLA 心的外傷後ストレス障害インデックスの手引き. 誠信書房，2022

27) Makino T, et al. : Psychometrics of the kiddie schedule for affective disorders and schizophrenia present and lifetime version for DSM-5 in Japanese outpatients. Int J Methods Psychiatr Res 32 : e1957, 2023

28) Nishiyama T, et al. : The Kiddie Schedule for Affective Disorders and Schizophrenia Present and Lifetime Version（K-SADS-PL）for DSM-5 : A validation for neurodevelopmental disorders in Japanese outpatients. Compr Psychiatry 96 : 152148, 2020

（鈴木　太）

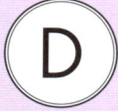 臨床に役立つアセスメント，心理テストの活用法

はじめに

　近年，国内外を通して子どものトラウマに関する研究や調査がさかんに行われ，子ども虐待，養育者との死別や分離，いじめ，闘病，自然災害，事故などトラウマとなる出来事を体験する子どもが数多く存在する実態が明らかとなっている. 欧米の調査によれば，子どもの約6割が何らかのトラウマを体験すると報告されている[1]. 子どもの心的外傷後ストレス症（PTSD）についての生涯有病率は調査により大きく異なるが，5％から16％と推定されている[2, 3]. わが国の厚生労働省の調査においても，子どものトラウマの代表格である子ども虐待の相談件数は毎年増加の一途を辿っており，最新の令和4年度は21万4,843件にものぼるという報告がなされている[4]. 臨床現場においてもトラウマを体験した子どもへの適切な治療と支援が重要となっている. そして，トラウマを体験した子どもへの適切な治療や支援の方針を決定するうえで，アセスメントは必要不可欠といえる.

　一方で，いまだわが国では子どものトラウマを専門とする臨床家は多くない. そのため，アセスメントについても独学で学びを進めざるをえない状況にある臨床家も多数存在すると推察される. 本項では，これから子どものトラウマの臨床現場で活躍が期待される初学者臨床家をおもな対象として，臨床に役立つアセスメントと活用法について紹介を行う.

子どものトラウマのアセスメントにおける留意点

PTSD を早期発見することの重要性

　子ども時代におけるトラウマの高い曝露率と PTSD が長期間に渡って及ぼす種々の問題への影響を考慮すると，子どもの支援に携わる専門家として PTSD の早期発見は重要な責務である. したがって，米国児童青年精神医学会（American Academy of Child and Adolescent Psychiatry：AACAP）でも推奨されている通り[5]，トラウマ体

験を主訴に含まない症例においても，初回面接ではトラウマ体験の有無と PTSD 症状に関するスクリーニングを施行するべきと考えられる．これは，初回面接でトラウマのアセスメントのために特別な時間を設けるのではなく，成育歴や問題歴と関連させながら，子ども虐待や家庭内暴力，いじめなど一般的なトラウマ体験の曝露について質問を行い，曝露が認められた場合には PTSD 症状のスクリーニングに進むという方法である．すべての来談者に確認している事柄であると前置きしておくと，積極的な回答が得られる．

　しかし，たとえ子どもに PTSD 症状が認められたとしても，子ども自身によるトラウマ体験の報告あるいはトラウマ体験の存在を証明する客観的証拠がない場合には，PTSD の診断を下してはならない．客観的証拠とは，幼い子どもの性感染症や，事故や犯罪被害から救出されたという警察の情報などである．子どもに携わる臨床家として，**子どものトラウマ体験を見落とすことは許されないし，起こってもいないトラウマ体験を憶測で決めつけて症状を誤って帰結させることもあってはならないのである**．

子どもと養育者の両方からトラウマ体験と症状の情報収集を行う

　子どものトラウマのアセスメントの基本は，トラウマの性質と程度に関する詳細な情報収集と評価にある[6]．トラウマのアセスメントにおいては子ども自身の報告が最重要であり，**できる限り子ども単独での面接が望ましい**．子どもは，トラウマ体験について話をした際の養育者の反応に非常に敏感である．そのため，養育者と同席での面接にすると，子どもは養育者を心配させまいとして PTSD 症状を過小報告する傾向がある．加害者から誰にも言わないようにと口止めをされている場合も少なくない．子どもが SOS を発信する機会をつぶさないよう注意が必要である．

　子どもからトラウマに関する詳細な情報を聴取するためにも，事前に養育者からトラウマ体験の詳細（曝露の時期，重症度，回数，期間など），トラウマ体験以前の性格や行動の特徴，トラウマ体験後の性格や言動の変化，トラウマ体験時・後の家族の心身の状態などを十分に聴取しておくべきである．学校での適応や学習成績の変化も重要な情報である．加えて，通常の子ども臨床と同様に，成育歴，発達歴，既往歴，家族歴なども収集する．警察，児童福祉施設，教育機関など子どもにかかわる関係者からも広く情報収集をしておくとよい．紹介元機関がある場合には，事前に詳細な情報を得ておくと役に立つ．

家族機能の評価

　子どものトラウマのアセスメントの際には，養育者の精神健康状態も併せて評価することが望ましい．子どもが生きていくためには養育者からの保護が不可欠であり，養育者の精神健康状態が大きな影響力をもつためである．養育者の成育歴に関しても詳細な聴取を推奨する．もしも家族が再演し続けてきた重要なトラウマの物語が存在しているのであれば，それを明らかにしなければ子どものトラウマのアセスメントも手落ちとなり，焦点の合わないぼやけた支援となってしまう．養育者に対するサポートは，子どもへのサポートと同義である．必要に応じて，養育者に対しても適切な心理療法を提供したり，専門の医療機関につないだり，社会的資源・行政サービスを導入したりすることが望ましい．

　とくに子ども虐待ケースのアセスメントでは，現在は安心安全が確保された家庭環

境なのかどうかが生命にもかかわる重要な評価となる．子ども虐待ケースは，1 人の支援者や 1 つの機関で解決できるものではなく，ましてや一度のアセスメントで完結するものでもない．警察，児童相談所など多職種・他領域連携による総合的な評価により緊急性をアセスメントして介入を検討する必要がある．

年齢や発達段階，発達特性による差異

子どものトラウマは，年齢や発達段階による PTSD 症状の差異を視野に入れながらアセスメントする必要がある．とくに近年では，神経発達症（発達障害）とトラウマの親和性が注目されている．神経発達症の子どもは，その発達特性ゆえに日常的に小さなトラウマ（small trauma）に曝露される頻度が高く，米国精神医学会（American Psychiatric Association ：APA）が発行する『精神疾患の診断・統計マニュアル（Diagnostic ar.d Statistical Manual of Mental Disorders ：DSM』の A 基準を満たさない非致死性で日常的な小さなトラウマであっても深い心の傷となり，PTSD 症状を呈する傾向を有する．神経発達症の子どもが繰り返し小さなトラウマ体験について訴えるとき，彼らにありがちな失敗やつまづきであるからといって放置してはならない．神経発達症の発達特性ゆえに，トラウマ体験の記憶から注意をそらせず強烈な不快感を再体験し続けたせいで重篤な症例になる危険性がある．たとえトラウマ体験を主訴に含まない神経発達症の子ども臨床においても，発達支援にはトラウマの治療と支援も含まれていると考えて，適切なアセスメントが大切である．

併存症の評価

成人と同様に子どもの PTSD においても併存症は多い．したがって，子どもの精神症状および身体症状が，トラウマ体験に由来する PTSD 症状なのか，それとも他の疾患による症状なのかをアセスメントする必要がある．たとえば，PTSD に基づく外界の些細な刺激に反応して行動にまとまりを欠く過覚醒症状の一部は，ADHD と混同される．トラウマ体験の曝露をスクリーニングのうえで，精神症状と身体症状の発現と悪化の時期を特定したり，場所や状況による症状の変化の有無などを確認したりなど，慎重かつ詳細な聴取が大切である．

トラウマの既往歴がありながらも，トラウマとは無関係の精神症状や身体症状を呈する場合もある．トラウマの既往歴には配慮をしながら，併存する疾患に対しても治療ガイドラインに沿った正確なアセスメントを行い，適切な診断と治療を行う必要がある．とくに身体症状へは医療的なアプローチを最優先すべきである．身体症状を丁寧にアセスメントして治療をされる経験は，子どもにとっても安心感をもたらす．さらに，アセスメントの際には，子ども自身の困りごとや治療に対するニーズが，PTSD と併存症のどちらに重点があるのかという点も重要な指標となる．

子どもがトラウマについて話をしたがらない場合

子どもがトラウマ体験について話をしたがらない場合も少なくない．子どもがトラウマ体験について話をしたいときに話し，話をしたくないときには話さずにすむ権利を保障する．子どもからトラウマ体験について聴取が困難な場合においても，トラウマに関する心理教育を行い，トラウマ体験について話すことが回復につながると説明しておくのも有益である．強制は厳禁であり，急性期は避けつつ，子どもが関心を示した場合には描画投影法を施行する．代表的な検査方法にバウムテスト（Baumtest）

や人物画テスト（Draw A Person ：DAM），HTPテスト（House-Tree-Person Test），動的家族画法（Kinetic family drawings ：KFD）などがある．描画投影法だけではPTSDの診断はできないものの，子どもは1枚の絵で多くを語る．絵を描いているときの態度も重要な情報となる．子どものトラウマのアセスメントでは，子どもの非言語的な訴えにも耳を澄ます態度が大切であると思う．

子どものトラウマの評価尺度の活用

　子どもや養育者の自発的な語りだけでは，トラウマ体験によって生じた反応や症状の同定が困難であるため，構造化された面接法や質問紙を活用する必要がある．子どものトラウマのアセスメントを行う際には，自記式質問紙であっても面接法を用いるほうが望ましい．子どもは質問紙の項目を読んでも何を尋ねられているのかわからずに「そんな症状はない」と回答をしてしまう場合がある．そのため，面接のなかで子どもが体験した個別の事象に合わせて具体的な例を出しながら質問を進める工夫が必須である．以下に国内で入手可能かつ代表的なアセスメントをあげる（表1）．

- M.I.N.I. KID（M.I.N.I. INTERNATIONAL NEUROPSYCHIATRIC INTERVIEW for children and adolescents）

　Sheehan DVにより開発された小児・思春期の精神疾患を診断するための精神疾患簡易構造化面接法である．対象年齢は知的発達症のない6〜17歳である．PTSDの診断において最重要と考えられる症状について「はい」「いいえ」の2件法で回答する．該当項目数と質問項目のなかのスクリーニング項目で評価する．スクリーニング項目に「いいえ」と回答した場合には，他の症状が「はい」であってもPTSDには現在該当していないと判断される．PTSD以外の精神疾患のスクリーニングも可能なうえに，15分

表1 子どものトラウマの評価尺度

検査名	対象年齢	回答者	概要
M.I.N.I KID	6〜17歳	子ども本人	精神疾患簡易構造化面接法．PTSDの診断において最重要と思われる症状を評価する
CAPS-CA-5	7〜15歳	子ども本人	PTSD症状の有無と重症度を評価する
UPID-5	7〜18歳	子ども本人あるいは養育者	トラウマ歴とPTSD症状の評価をする．児童青年期の子ども本人に代わって養育者が回答する養育者用．6歳以下の子ども用のあわせて3種類がある
PDS	13歳前後	子ども本人	インデックストラウマについてのPTSDの判定を行う．13歳前後の読解力があれば，15分程度で実施できる
IES-R	7歳〜成人	子ども本人	単回性のトラウマ体験について過去1週間の症状強度を評価する．治療中の症状の推移を簡便に評価できる
TSCC	8〜16歳	子ども本人	慢性的なトラウマ体験を経験した子どもの心理反応を評価する．トラウマ体験に関する詳細を聴取しない
CDC	5歳前後〜12歳	養育者あるいは教師などの大人	子どもの解離症状を評価する．過去12か月以上のかかわりがある養育者や教師などの大人による評価を行う

程度で実施ができる．M.I.N.I. KID の英語版は，微細なバージョンアップを繰り返しており，開発者である Sheehan のウェブサイト（https://harmresearch.org/）から入手が可能である．日本語版は，臨床と研究目的使用であれば翻訳者から入手が可能である[7]．成人を対象とした M.I.N.I. 精神疾患簡易構造化面接法日本語版 5.0.0 は星和書店より出版されている．

- **PTSD 臨床診断面接尺度（DSM-5）児童思春期用版（Clinician-Administered PTSD Scale for DSM-5 - Child/Adolescent Version：CAPS-CA-5）**

National Center for PTSD により開発された PTSD のための構造化臨床診断面接尺度である．対象年齢は 7～15 歳である．国内外を通して子どものトラウマのアセスメントにおいて最も広く使用されている尺度の 1 つであり，DSM-5 に沿って症状の有無と重症度を評価する．日本語版は兵庫県こころのケアセンターが作成しているが，質問紙の直接的な販売や配布ではなく講習会が開催されている．成人版である CAPS-5（Clinician-Administered PTSD Scale for DSM-5）の実施に際しては National Center for PTSD のウェブサイトで成人版の e-ラーニングが可能であり，CAPS-CA-5 の実施においても参考になる．

- **DSM-5 版 UCLA 心的外傷後ストレス障害インデックス（児童青年期用）（UCLA PTSD Reaction Index for DSM-5 Children/Adolescents：UPID-5）**

Pynoos らにより開発された PTSD のスクリーニングと過去 1 か月間の PTSD 症状を評価するための自記式質問紙である．トラウマ体験に関する 23 の質問と，インデックストラウマに関連する PTSD 症状についての 31 の質問から構成されている．臨床家が機能水準を評価する項目も含まれており，トラウマ歴と PTSD 症状の包括的な評価が可能である．対象年齢は 7～18 歳である．ほかにも児童青年期の子ども本人に代わって養育者が回答する養育者用，6 歳以下の子ども用がある．6 歳以下の子ども用では，DSM-5 の「6 歳以下の子どもの PTSD 診断基準」に基づいた養育者への面接によって評価を行う．養育者・きょうだい・同年代の子ども間の関係や，集団における行動，発達面への影響など幅広い評価が可能である．いずれの質問紙も誠信書房から出版されており，国内でも講習会が開催されている．

- **外傷後ストレス診断尺度（Posttraumatic Diagnostic Scale：PDS）**

Foa が開発した PTSD の判定と重症度を評価するための自記式質問紙である．DSM-4 の診断基準に沿いながらインデックストラウマについて PTSD の判定が可能である．PTSD 症状に関する 17 の質問と機能障害に関する 9 の質問から構成されている．対象年齢としては 13 歳程度の読解力が想定されている．実施と採点が簡便であり 15 分程度で施行ができる．日本語版は国立精神・神経医療研究センター精神保健研究所ストレス・災害時こころの情報支援センターのウェブサイト，一般社団法人日本トラウマティック・ストレス学会のウェブサイトにおいて質問紙と説明書が公開されている．医療保険適用が認められている．海外では 2016 年に開発者の Foa らにより DSM-5 版が開発されている．

- **改訂出来事インパクト尺度日本語版（Impact of Event Scale-Revised：IES-R）**

Weiss が開発した，単回性のトラウマ体験について過去 1 週間の症状強度を評価する自己式質問紙である．成人での標準化済みであり，7 歳以上の子どもから成人まで幅広い年代に使用が可能である．侵入症状（再体験症状）・回避症状・過覚醒症状の 3 つの下位尺度から構成されている．DSM-5 における PTSD の診断基準症状項目を網羅しているわけではないため，あくまでも診断補助のために使用するという位置づけ

である．臨床実践では，治療経過中における症状の推移を簡便に評価することが可能な質問紙であり，国内でも広く使用されている．日本語版は一般社団法人日本トラウマティック・ストレス学会のウェブサイトにおいて公開されている．医療保険適用が認められている．

- **子ども用トラウマ症状チェックリスト(Trauma Symptom Checklist for Children：TSCC)**

Briere が開発した慢性的なトラウマ体験を経験した子どもの心理反応を評価するための自己式質問紙である．対象年齢は 8〜16 歳である．TSCC が想定しているトラウマ体験としては，身体的虐待や性的虐待，子ども間の身体的あるいは性的虐待，深刻な喪失体験，他者の暴力被害の目撃など多岐にわたる．質問項目のなかで虐待の詳細を聴取しないため，虐待を開示していない子どもに対しても使用しやすいという利点がある．不安尺度・抑うつ尺度・外傷後ストレス尺度・怒り尺度・解離尺度・性的関心尺度の 6 つの下位尺度による 54 項目から構成されている．過剰反応尺度と過小反応尺度の 2 つの妥当性尺度を設けている点も特徴である．男女別での採点を用いる．性的関心尺度を含まない TSCC-A も開発されている．DSM-5-TR における PTSD の診断基準の症状項目を網羅しているわけではないため注意が必要である．日本語版は金剛出版から発行されている．

- **子ども版解離評価表(The Child Dissociative Checklist：CDC, Version3.0)**

Putnam が解離症の子どもたちの臨床経験に基づき作成した子どもの解離症状を評価するための質問紙である[8]．対象年齢は 5 歳前後から 12 歳である．子どもを過去12 か月にわたりみてきた養育者，教師などの大人による報告を採用している．①解離性健忘，②態度，情報，知識，能力，行動の年齢相応性の急激な変化，③自発的なトランス状態，④幻覚，⑤アイデンティティの変容，⑥攻撃的行動および性的行動，という 6 つのタイプの解離性行動が評価できる．医療保険適用が認められている．解離症状を評価するための自記式質問紙としては思春期青年期解離体験尺度(Adolescent dissociative experiences scale：A-DES)があり，対象年齢は 11 歳前後から 20 歳である[9]．

> ## ● Case　日常的な子ども臨床におけるトラウマのアセスメントの流れ ●
>
> **【症例】**8 歳(小学 2 年生)男児，A 君
> **【主訴】**突然泣いたり物を投げたりかんしゃくが激しい．
> **【家族構成】**母親と 2 人暮らし
>
> 初診時，母親から発達歴・成育歴・問題歴を聴取するなかで，A 君が幼稚園年長のときに，父親の浮気と借金が原因となり両親が離婚をして，母親に引き取られた経過が報告された．そこで，A 君のトラウマのスクリーニングとして，母親から当時の家庭環境に関する詳細な聴取を行った．その結果，父親から母親への DV 曝露による心理的虐待があり，父親から A 君への身体的虐待もあった事実が確認された．母子同席でトラウマの心理教育を行うと，A 君からも「心当たりがある」と納得が得られた．現在の PTSD 症状を確認すると，A 君は父親に殴られたトラウマ体験に関する侵入症状に苦悩している状態が明らかとなり，主訴であるかんしゃくにもつながっていると考えられた．A 君単独での面接時間を設けて UPID-5 を施行した結果，DSM に基づくPTSD のすべての診断基準を満たしている状態が確認された．

おわりに

　本項では子どものトラウマのアセスメントについて基本的な留意点と方法を取り上げた．臨床家が子どものトラウマのアセスメントに不慣れなうちは，さまざまな不安や恐れを抱くだろう．ときにはトラウマ体験に関する聴取が，心の傷のかさぶたを剝がす反治療的な行為に感じられて，詳細な質問を躊躇するかもしれない．あるいはアセスメントの次にある治療への自信のなさが，アセスメントの敷居を高くしているかもしれない．このようなとまどいは，臨床家が子どものトラウマのアセスメントを回避しているうちは克服できず，積極的にアセスメントに関する知識を深め，治療経験を積み重ね，子どもがトラウマから回復していく場面に立ち会う体験によって解消されていくものである．

●引用文献

1) McLaughlin KA, et al.: Trauma exposure and posttraumatic stress disorder in a national sample of adolescents. J Am Acad Child Adolesc Psychiatry 52 : 815-830, e14, 2013

2) Merikangas KR, et al.: Lifetime prevalence of mental disorders in U.S. adolescents : Results from the National Comorbidity Survey Replication–Adolescent Supplement（NCS-A）. J Am Acad Child Adolesc Psychiatry 49 : 980-989, 2010

3) Alisic E : Rates of post-traumatic stress disorder in trauma-exposed children and adolescents : Meta-analysis. Br J Psychiatry 204 : 335-340, 2014

4) 厚生労働省：令和6年度全国児童福祉主管課長・児童相談所長会議資料．https://www.cfa.go.jp/councils/jisou-kaigi/r06（2025/2/19参照）

5) American Academy of Child and Adolescent Psychiatry : Practice Parameters for the Assessment and Treatment of Children and Adolescents with Posttraumatic Stress Disorder. J Am Acad Child Adolesc Psychiatry 49 : 414-430, 2010

6) 亀岡智美：子どものトラウマとアセスメント．トラウマティック・ストレス10（2）：131-137，2013

7) 大坪天平：精神疾患簡易構造化面接法（M.I.N.I., M.I.N.I. KIDなど）．臨床精神医学49：947-952，2020

8) Putnam FW : Dissociation in children and adolescents : A developmental perspective. Guilford Press, New York, 1997［中井久夫：解離―若年期における病理と治療 新装版．みすず書房，2024］

9) 田辺　肇：日本語版A-DES（Adolescent Dissociative Experiences Scale ；思春期・青年期解離性体験尺度）の作成．日本催眠医学心理学会第48回大会発表，2002

（篠崎志美）

第3章

子どものトラウマにおける
治療と最新情報を知る

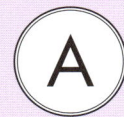 **治療総論**

POINT

- 単回性トラウマと長期反復性トラウマではまったく異なった対応が必要である.
- マルトリ(虐待やネグレクト)の後遺症は,フラッシュバックと愛着障害である.
- フラッシュバックの治療のためトラウマ処理という特殊な精神療法が開発されている.

子どものトラウマ治療に必要なこと

単回性トラウマへの治療

子どもの単回性のトラウマへの対応として必要なことを表1にまとめた[1,2]. 安心の提供により,身体の戦闘モードを解除し,なるべく早く通常のモードに戻すことがポイントであり,一般的には数週間のうちに戻ってくることが多い.

マルトリへの治療

一方,長期反復性のトラウマに属するマルトリ(虐待やネグレクト)によって引き起こされる問題は,まったく異なる状況であることに注意が必要である. 第2章に詳述されているように,その後遺症とは,一つは愛着障害,もうひとつは慢性のトラウマから生じる諸症状である. したがって,マルトリを受けて育った子どもは,この両者への治療が求められる. ここでいう愛着障害は,基本的な他者との安定的な関係の成立と同意である. 一方,慢性のトラウマから生じる諸症状は,過覚醒やフラッシュバックの常在化,気分変動,スイッチング,解離性健忘,解離性幻覚などが普遍的に

表1 **子どもの単回性トラウマへの対応**

1. 安心の提供:当初は過覚醒が生じるのでできるだけ安心な環境を提供し,養育者とのスキンシップを増やす
2. 睡眠の確保:過覚醒状態を軽減させ,身体のモードを通常の状態に戻す. 必要に応じて少量の抗精神病薬(アリピプラゾール 0.2~0.5 mg),睡眠導入剤(メラトベル 0.8~1.5 mg)の使用も行う
3. 心理教育:子どもは自らに責任があると感じていることが多いので,責任がないこと,今は安全なことを伝える
4. リラクセーションの練習:深呼吸の練習,グランディング(足が地面についているという感覚を確認する)の練習も含める
5. 薬物療法:成人の単回性トラウマに抗うつ薬(選択的セロトニン再取り込み阻害薬〈SSRI〉,セロトニン・ノルアドレナリン再取り込み阻害薬〈SNRI〉)が有効である. 子どもの場合は副作用を考慮しながら慎重に用いる. クロミプラミン 5~10 mg,ミルナシプラン 12.5 mg など

〔杉山登志郎:発達性トラウマ障害と複雑性 PTSD の治療. 誠信書房, 2019〕

表2	C-PTSD の治療経過

1. フラッシュバック軽減
2. 自己治療的依存症の軽快
3. 記憶に存在せず，身体が覚えている反応（記念日症候群など）の軽減
4. 自己イメージの回復
5. 正しいフラッシュバック反応（防衛的フラッシュバック）のコントロールができるようになる

認められ，さらに，特に社会的養護で育った子どもの場合など，子どもといえども解離性同一症をもつ者は決して少なくない[2]．

　この両者は当然ながら相互に絡み合う．たとえば強烈なフラッシュバックは易興奮，不注意，衝動行為などの源泉になるため，他者との関係の安定をさらに悪化させる．したがって特に子どものトラウマの場合，この両者への治療が併行して行われることが必要である．

　マルトリを受けて育った子どもへの愛着障害の治療には，当然ながら愛着提供者が必要である．マルトリ対応件数の著しい増加に対し，里親を含む社会的養護の枠は増えておらず，大多数の子どもが養育者のもとで生活せざるをえない状況となっている．留意を喚起したいのは，マルトリの元凶となる養育者の大半は元被虐待児であるという事実である．このような養育者は複雑性 PTSD（C-PTSD）の診断基準を満たすものも少なくない．つまりマルトリの子どもの愛着障害の治療のためには，養育者の側の治療が必要不可欠になる．このことこそ，わが国のマルトリ対応システムにおいて欠落していた要点でありマルトリが減らない理由もここにある．

　C-PTSD への治療は，福祉のみの対応では困難であり，服薬やトラウマ処理などの治療が必要な場合が多い．成人の C-PTSD への治療経過の概要を表 2 にまとめたので，以下詳細を解説する．

　1 の**フラッシュバックの軽減**は，この後解説をするトラウマ処理の諸技法が必要になる．解除反応を生じさせずにフラッシュバックが軽減することが目的になる．2 の**自己治療的依存症の軽快**とは，C-PTSD にしばしば併存する依存症（アルコール，薬物，カフェインなどの物質依存症，食べ吐き，セックス，自傷などの行為依存症）の改善が含まれる．その後に，3 の**記念日症候群の改善**がある．記憶には存在せず，強いトラウマ的な体験が集中する時期に，理由不明のまま臨床的な悪化が生じている．その状況がトラウマ的な出来事の記憶が戻るなかで徐々に回復していく．そのうえで，4 の**自己イメージの回復**がなされる必要があるが，この過程には他者とのかかわりが必要である．「人が信じられない」人が，「自分が信じられる」はずがなく，逆もまたしかりであり，この他者不信，自己無価値感の改善には，自分が他者によい存在となっているという実感が必要である．最後は，**正しいフラッシュバック反応（防衛的フラッシュバック）のコントロール**ができるようになることである．たとえば大声を出す人を避けるという行動は防衛反応としては正しいのであるが，仕事を継続するうえでは妨げになる．こういった反応までも乗り越えることが，最後の治療の目標になっていく．

　このように，C-PTSD の治療には時間がかかる．とりわけ養育者も子どもも，フラッシュバックに振り回される状況では愛着の修復など可能なはずがない．したがって，まずフラッシュバックへの治療が優先される．たとえば親子相互交流療法（Parent-Child Interaction Therapy：PCIT）[3] などは，その後に実施するのが現実的な順番

である.

　慢性のトラウマから生じる諸症状に対して，通常のカウンセリングは無効である．重症な症例ほど，傾聴型カウンセリングを実施すると，フラッシュバックの蓋が開いて，押し寄せるフラッシュバックによって収拾がつかなくなるという除反応もしくは解除反応(abreaction)とよばれる現象を引き起こすからである．この現象を回避しながらフラッシュバックの軽減を行う特殊な精神療法がトラウマ処理であり，さまざまな技法が開発されている．

トラウマ処理の諸技法

　トラウマ処理にはおもに 3 つの系列があると van der Kolk は述べる[4]．一つは認知行動療法に基づいたやり方で，トップダウン方式と彼はよんでいる．もうひとつは，しばしば偶然に臨床的に有効だということが明らかになり，試行錯誤が積み重ねられるようになったグループで，身体から入ることが多いので，van der Kolk はボトムアップ方式とよんでいる．眼球運動による脱感作と再処理療法(EMDR)はこの両者の要素を均等にもっていて，中間のタイプに属する．表 3 に一覧を示す．また代表的な処理技法の具体的内容を表 4 にまとめた．

　トラウマ処理の諸技法について少し解説を加える．

　トップダウンの治療法は，基本は認知行動療法による遷延曝露法である．特にトラウマに焦点を当てた認知行動療法(TF-CBT)[5]が実践されていて高い治療成績が示されている．この曝露法の問題点は，一つは PTSD が中心で，C-PTSD を主たる目標としてこなかった点である．最初から C-PTSD を目標につくられた技法が STAIR-NT (感情・対人関係調整後回想発話曝露療法)であり，曝露の前に解除反応を起こさないためのセッションを行うという 2 段階の治療技法である．もうひとつの問題点は，たとえば子どもへの TF-CBT は個々の子ども一人ひとりに合わせたテキストを作成する必要があるので，1 人の治療者が実施可能な数が著しく限られている．筆者の実感からいえば，2 名が限度ではないだろうか．**本章C　TF-CBT (トラウマフォーカスト認知行動療法)(p.92-98)**に詳述している．

　EMDR[6]は，左右の眼球運動を行うとトラウマ記憶との間に心理的距離がとれることを偶然に発見したことから発展してきたトラウマ処理法である．有効性に関する科学的な検証も十分に行われている．しかし，この精密な治療技法を用いても，

表3　トラウマ処理技法一覧

▽トップダウン型：認知行動療法による曝露法
・STAIR-NT (感情・対人関係調整後回想発話曝露療法)
・TF-CBT (トラウマに焦点を当てた認知行動療法)
・Narrative ET (回想発話による曝露療法)
□両方の要素をもつもの
・EMDR (眼球運動による脱感作と再処理療法)
△ボトムアップ型：身体に働きかけるトラウマ処理
・SE (ソマティック・エクスペリエンシング)
・TFT (思考場療法)
・マインドフルネス, ヨガなど
・TSプロトコール

表4 代表的なトラウマ処理技法の具体的内容

トラウマ処理技法の名称	内容
STAR-NT	8回の感情調整のスキルを強化するセッションを行い，その後，8回のナラティブによる曝露法の治療を実施する
子どもへのTF-CBT	16回に分けて，心理教育，リラクセーション，感情調整，認知的対処，トラウマを語る作業，曝露，親子合同セッション，安全促進というステップを踏んで実施する（**本章C**に詳述）
EMDR	眼球運動によってトラウマ記憶との距離をつくり，新たな肯定的な自己認知を編み込む
ブレインスポッティング	EMDRから派生，トラウマ的なエピソードに対し，眼球を一点に固定して行う処理法．心象と，視野および眼球運動との心理的関係性といった，非常に興味深い知見を含む
ホログラフィートーク	クライエントのなかに取り込まれた課題（加害者）をイメージ，色，形を定め外在化する，問題が生じた時点までさかのぼり状況の説明を求める，加虐者を光の柱にそって雲の上に上げ，理想的な養育者になってもらうための修行をしてもらい，クライエントが望む愛着行為などをイメージのなかでやり直してもらう，など，臨床催眠に属する治療技法の集合（**本章G**に詳述）
ソマティック・エクスペリエンシング（SE）	トラウマに対抗できる自らの資源を増強する作業を行い，そのうえで，トラウマに関連する身体感覚に焦点を当て，自らの資源とトラウマによる身体感覚を行き来しながら，対応が困難な枠を超えない範囲で，ごくわずかずつ，トラウマとの交渉を行い少しずつトラウマ反応を軽減させていく
ボディ・コネクト・セラピー	定まったツボのポイントをタッピングしながら，眼球運動を行う．眼球運動は目の中心から楽に動かせる方向に，左右どちらかに動かすことでトラウマ記憶の苦痛を軽減させる
思考場療法（TFT）	症状に応じていくつかのツボを続けて指でたたくことにより，その症状をわずか数分の治療で軽快させる（**本章F**に詳述）

C-PTSDの症例にそのまま実施すると解除反応を引き起こすのである．それだけC-PTSDは難治性で治療には特化した工夫が必要である．

　ホログラフィートークは，わが国の嶺　輝子[7]が開発したトラウマ処理技法である．この技法は，自我状態療法とともに，臨床催眠に属する治療法であるが，高い安全性と広い適応をもち，またC-PTSDの症例にも十分に用いることができる．**本章G　ホログラフィートーク（p.119-125）**に詳述している．

　ソマティック・エクスペリエンシング（SE）は，ボトムアップの技法の集大成のような治療技法である．まずトラウマに対抗できる自らの資源を増強する．そのうえで，トラウマに関連する身体感覚に焦点を当て，自らの資源とトラウマの身体感覚を行き来しながら，対応が困難な枠を超えない範囲で，ごくわずかずつ，トラウマによる反応の軽減をつくっていく．この技法は多くのメリットがあるが，治療にもその習得にも非常に時間がかかるのが難である．この技法はさまざまなトラウマ処理技法に大きな影響を与えてきた．たとえばSTAIR-NTのようなトップダウンの治療技法もSEの影響を受けているのではないかと推察される．

　ボディ・コネクト・セラピーは，藤本昌樹によって開発された新たなトラウマ処理技法である．

　思考場療法（TFT）は，症状に応じていくつかのツボを続けて指でたたくことにより，その症状をわずか数分間の治療で軽快させるという，まったく異なった治療技法である．これも偶然にその有用性が発見され，治療法として発展してきた．大変に広い治療対象をもっていること，副作用がないことなどすぐれた特徴がある．さらにこの技法の重要性は心理的逆転という問題を取り上げたことである．治療に際し患者の側に治りたい気持ちと同時に，治りたくないという気持ちが生じるのは珍しくない．TFTではこの現象の背後に，身体の極性の変化など生理学的な問題が含まれているこ

とを発見し，修正するさまざまな方法を編み出している．**本章F TFT（思考場療法）(p.111-118)**に詳述している．

伝統的なヨガも忘れてはならないであろう．ヨガは脳科学による解明を加え，さまざまなレベルでのメンタルヘルスのための技法，さらにマインドフルネスをはじめ，精神療法援助技法として発展してきている．ちなみにマインドフルネスもまた単回性トラウマには有効であるが，それのみでは C-PTSD への治療は困難で，さらなる工夫を加えることが必要である．

筆者はボトムアップの治療技法のなかにこそ，豊かな未来へのヒントがあると感じてきた．古来受け継がれてきた，こころと身体を一体のものとして扱うヨガや座禅などにつながる地平が開けているからでもある．

筆者が開発した TS プロトコール[8,9]は EMDR から派生したボトムアップに属するトラウマ処理技法である．**本章D TSプロトコール(p.99-104)**に詳述している．

この一覧から抜けているが，自我状態療法は多重人格のための精神療法であり，多重人格の治療法としては他に有効な治療手技が存在しない．自我状態療法は臨床催眠に含まれる．**本章E 自我状態療法(p.105-110)**に詳述している．

●引用文献

1) 飛鳥井望：PTSD とトラウマのすべてがわかる本（健康ライブラリー イラスト版）．講談社，2007
2) 杉山登志郎：発達性トラウマ障害と複雑性 PTSD の治療．誠信書房，2019
3) 加茂登志子：1日5分で親子関係が変わる！育児が楽になる！PCIT から学ぶ子育て．2020
4) van der Kolk B: The body keeps the score : Brain, Mind, and Body in the Healing of Trauma. Penguin Books, London, 2014［柴田裕之（訳）：身体はトラウマを記憶する―脳・心・体のつながりと回復のための手法．紀伊國屋書店，2016］
5) Foa EB, et al. : Prolonged exposure therapy for PTSD. Oxford University Press, 2007［金 吉晴, 他（訳）：PTSD の持続エクスポージャー療法―トラウマ体験の情動処理のために．星和書店，2009］
6) Shapiro F: Eye movement desensitization and reprocessing: Basic principles, protocols, and procedures. 2nd ed. Guilford Press, 2001［市井雅哉（監訳）：EMDR―外傷記憶を処理する心理療法．二瓶社，2004］
7) 嶺 輝子：ホログラフィートークの可能性．こころの科学増刊 発達性トラウマ障害のすべて．54-62, 2019
8) 杉山登志郎, 他：新たな簡易型トラウマ処理プロトコールによる複雑性 PTSD 患者へのランダム化比較試験による治療研究．EMDR 研究 14：56-65, 2022
9) Wakusawa K, et al. : Triadic Therapy Based on Somatic Eye Movement Desensitization and Reprocessing for Complex Posttraumatic Stress Disorder: A Pilot Randomized Controlled Study. Journal of EMDR Practice and Research 17 : 159-170, 2023

（杉山登志郎）

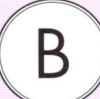 インターネット認知行動療法

POINT

- 大人に対するテレビ電話 CBT は，PTSD やトラウマの治療において対面 CBT と同様の効果がある．
- 大人に対するガイド付き ICBT は PTSD 症状の改善に有効な可能性がある．
- ICBT を用いた早期予防プログラムは，子どもの不安や PTSD 症状の軽減に役立つ可能性がある．

子どものトラウマや PTSD に対する認知行動療法

　トラウマ（心的外傷）は，対処困難なきわめて過酷な体験後に発生する顕著な心理的ストレスである．トラウマ体験は，災害・事故・犯罪・虐待といった，子どもの安全を脅かす危険な出来事であることが多く，家族が危険に曝される場面を目撃することでも，トラウマとなる可能性がある．幼少期のトラウマ体験は，その後のメンタルヘルスに長期的な影響を及ぼす可能性があり，しばしば心的外傷後ストレス症（PTSD）を発症する．PTSD の症状には，再体験，出来事に関する思考や感情の回避，過覚醒症状等が含まれ，安全な環境にあっても平穏が得られず，常に過剰なストレスに曝されている[1]．

　PTSD に対するエビデンスに基づく心理療法として，認知行動療法（cognitive behavior therapy：CBT）の有効性が確認されている．19 件のランダム化比較試験（randomized controlled trials：RCTs）を含むメタ解析によると，トラウマに焦点を当てた CBT は子どもと青年の主要な PTSD 症状の改善に有効であり[2]，英国国立医療技術評価機構（National Institute for Health and Clinical Excellence：NICE）は，子どもの PTSD 治療の第一選択肢として CBT を推奨している[3]．トラウマは自然災害を経験した子どもにも生じるが，CBT は自然災害後の子どもの PTSD 症状の緩和にも有効性が実証されている[4]．2003 年，イランのバム市で起こった地震に曝された子ども（平均年齢 15.5 歳）に対する CBT は，侵入症状（フラッシュバックなど），回避症状，過覚醒症状そして PTSD の合計スコアを大幅に減少させた[5]．さらに，ノルウェーで行われた 156 人のトラウマを抱えた子ども（平均年齢 15.1 歳）を対象とした RCT では，CBT を受けたグループが通常治療よりも PTSD 症状のレベルが有意に低かった（Cohen's $d = 0.51$）[6]．

　以上のように，子どものトラウマや PTSD 症状に対して CBT が有効であるエビデンスが多数存在する．しかしながら，日本を含めた多くの国では，子どものトラウマおよび PTSD に対する CBT の提供は限られている．その理由の 1 つとして，トラウマに焦点を当てた心理療法を提供するために適切に訓練されたセラピストが不足していることがあげられる．エビデンスに基づく治療が臨床現場に導入されるまでには

17 年かかると推定されており[7]，わが国では子どものトラウマおよび PTSD 治療として，CBT を提供することが可能な社会を構築することが喫緊の課題である．

インターネット認知行動療法とは？

インターネット認知行動療法(internet-based cognitive behaviour therapy：ICBT)とは，インターネットを通じて CBT を提供する手法であり，前述の問題の部分的な解決策となる可能性がある．これまで，不安症やうつ病における ICBT の有効性については十分なエビデンスが存在しており，筆者らの研究グループによる日本人を対象にした臨床研究でも，摂食症や強迫症への有効性が確認されている[8~10]．

ICBT にはいくつかの種類がある(図 1)．第一の種類は，Web 会議システムを活用したテレビ電話 CBT である．この形態では，Web カメラを使用して，病院などにいる治療者と自宅にいる患者がリアルタイムでコミュニケーションをとる．テレビ電話 CBT の長所は，医療機関を受診する必要がなく，専門治療機関が近くにないへき地に住んでいる人でもすぐに治療を受けられること，また，自宅から治療にアクセスできるため，精神科受診が周囲に知られにくく，スティグマへの配慮が可能であることなどがあげられる．さらに，言語的・非言語的なコミュニケーションを即座に双方向で取れるため，対面セッションに最も近いこともあげられる．一方で，テレビ電話 CBT のおもな短所は，通常の CBT と同様に 1 週間に 1 回，50 分のセッションが必要であるため，治療者不足の課題が残る点である．

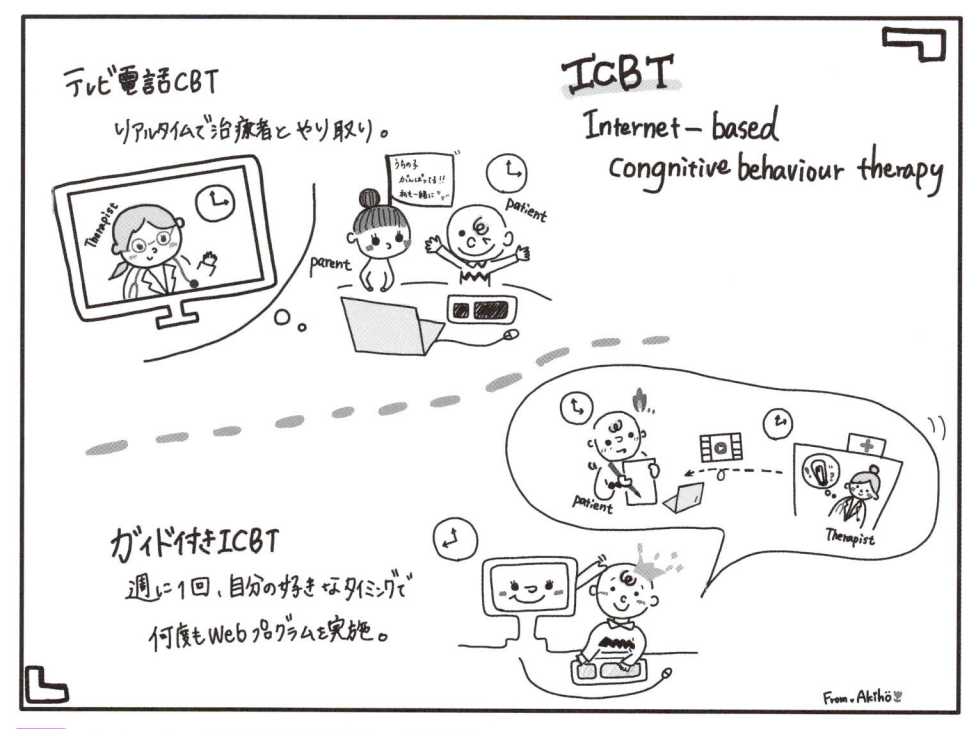

図1 インターネット認知行動療法(ICBT)の種類
〔© 2025 Sayo Hamatani〕

　第二の種類は，Web 上に実装されたセルフヘルプ・プログラムを使用する CBT である．このなかでも，訓練を受けた専門家による定期的なサポートとセルフヘルプ教材の使用を組み合わせた形式はガイド付き ICBT とよばれ，脱落率が低く有効性が高いことが特徴である．ガイド付き ICBT の長所は，対面 CBT に比べて，患者および治療者が 1 セッションに費やす時間が短いことである．これにより，治療者はより多くの患者を支援できる．また，患者はプログラムを自分のペースで進めることができ，外来診療のために仕事を休む必要がなく，金銭的な負担も軽減される．さらに，Web 上のセルフヘルプ・プログラムがあるため，資料に繰り返しアクセスでき，復習がしやすい．このため，トラウマを抱える人々にとって，より負担の少ない Web プログラムが利用しやすくなっている．したがって，ガイド付き ICBT の社会実装により，トラウマや PTSD に悩む子どもたちにも，早期にエビデンスに基づく治療を提供できる可能性がある．

トラウマや PTSD に対するテレビ電話を用いた ICBT

　テレビ電話を介して提供される PTSD 治療の有効性に関する研究は，おもに退役軍人集団に対して実施されている．認知処理療法（cognitive processing therapy：CPT）に関する非劣性ランダム化比較試験（RCT）が，男性の退役軍人 125 人を対象に行われ，テレビ電話を介して提供された CPT が対面での CPT と同等の効果をもつことが確認された（治療後，Cohen's d = 0.78）[11]．また，持続エクスポージャー療法（prolonged exposure therapy：PE）（曝露療法）においても同様の結果が得られている．PTSD の診断基準を満たす退役軍人 132 人を対象に行われた研究では，テレビ電話による PE が対面の PE と劣らない効果を示し，治療後および 3 か月と 6 か月のフォローアップの時点でも，PTSD 症状に対して同程度の効果が示された（治療後，Cohen's d = 1.24）[12]．PE の提供に際して，治療者は，想像上の曝露とそれに続く実際の状況への曝露が引き起こす可能性のある，PTSD 患者の強い感情的反応などの問題を懸念し，CPT よりも PE の提供に消極的になることがある．しかし，この研究は，インターネットを介しても PE が安全かつ効果的に提供できることを示しており，治療者の懸念を軽減するものと考えられる．

　一方，子どもにおいては，トラウマに焦点を当てた CBT は有効性が示されているものの，テレビ電話を介した CBT に関する報告は限られている．Stewart らの研究では，十分な支援を受けていないトラウマを抱える子ども 15 人（平均年齢 10.8 歳）に対し，週 1 回，12〜20 回のセッションで 1 対 1 のテレビ電話を用いた CBT を実施した．このプログラムには，心理教育，保護者向けの教育スキル，リラクゼーションスキル，感情調整スキル，認知処理スキル，トラウマの語りと処理，トラウマを想起させるものへの段階的曝露，親子合同セッション，安全性の向上や将来の発達の促進が含まれている．治療直後の時点で PTSD の症状は有意に大幅に改善した（子どもの報告：Cohen's d = 2.93，保護者の報告：Cohen's d = 1.38）[13]．また，同時に保護者に対して遠隔医療満足度アンケート（Telehealth Satisfaction Questionnaire：TSQ）を実施した結果，治療に対する高い満足度と有用性が確認された．この研究は，臨床医と患者がリアルタイムでワークシートを編集することができ，対面に近い双方向のやり取りが行われ，テレビ電話 CBT が対面 CBT と同等の治療効果を有する可能性を示唆してい

る．テレビ電話 CBT は，成人に限らず，子どもや青年に対しても有望であるが，子どもや青年に対する研究はいまだ少ないため，結論づけるにはさらなる研究が必要である．

トラウマや PTSD に対する Web プログラムによる ICBT

　トラウマ症状や PTSD に対する Web プログラムを用いた ICBT の効果については，複数の研究で検証され，いくつかのプログラムが存在している．オランダで開発された「Interapy プログラム」では，トラウマ経験をした人を Interapy もしくは待機群にランダムに振り分けた結果，治療直後や 6 週間後のフォローアップ時に，侵入症状や回避症状であるトラウマ症状に大きな改善が示された（どちらの効果量も 1.0 以上）[14]．同様に，イギリスで開発された「Spring プログラム」においても，心理教育，グラウンディング，リラクゼーション，行動活性化，イメージ曝露，認知再構成，実生活内曝露，再発防止を含む 8 つのモジュールをもつプログラムを用いた結果，PTSD の診断基準を満たす 42 人の成人を対象にしたガイド付き ICBT 群は，遅延治療対照群よりも PTSD 症状が有意に低かった（効果量 Cohen's $d = 1.86$）[15]．治療中のセラピストとの平均接触時間は 2.5 時間未満で，NICE が推奨する対面療法の約 5 分の 1 に相当し，はるかに少なかった．さらに，Bisson らによる大規模な非劣性試験は，PTSD と一次診断された 196 人の 18 歳以上の成人を対象に，同様の Spring プログラムを用いたガイド付き ICBT で行われた．この試験では，個別の対面 CBT に劣らなかったことから，PTSD 症状をもつ人々にとって第一選択肢の治療とみなされるべきだと結論づけられた[16]．
　一方で，治療者のサポートがないガイドなし ICBT については，Mouthaan らが「Trauma TIPS」プログラムを用いた研究を報告している．このプログラムは，心理教育，ストレス管理やリラクゼーション技法，実生活内での曝露などの技法に基づくガイドなし ICBT プログラムで，6 つのステップで構成されていた．また，参加者が体験を共有できるウェブフォーラムも提供された．しかし，12 か月後の時点ではトラウマ症状の軽減において待機群と比較して有意な効果が示されなかった[17]．特に，参加者の 20 ％はまったく使用せず，さらに 40 ％は試験中にオンラインプラットフォームの使用が 1 回のみであった．これに対し，先行研究では，セラピストがガイドする ICBT は，ガイドなし ICBT よりも肯定的な結果をもたらすことが示されており[18]，セラピストのサポートを治療に追加することによって効果が改善される可能性がある．これらの研究結果は，PTSD に対するガイド付き ICBT の有効性を支持しているが，他の精神疾患と比較して PTSD に対する ICBT の研究数は比較的少なく，エビデンスは限られている．

子どものトラウマや PTSD のインターネットを介した予防プログラム

　対面 CBT が子どものトラウマや PTSD 症状に対する効果的な治療法として確立されているが，筆者の知る限り，子どものトラウマや PTSD 症状の治療に関するガイド付き ICBT の研究はまだ報告されていない．一方で，これまでに，急性のトラウマ的

出来事に曝された子どもたちを対象としたインターネットを介した早期予防的介入の実用可能性についていくつかの報告が存在する．Cox らは，意図しない怪我を負った7 歳から 12 歳の 56 名の子どもとその保護者を対象に，事故後の心理的な回復を支援するため，インターネットを介した心理教育的プログラムの早期予防効果を検証した．この情報提供型の介入は，ウェブサイトと冊子を通じて実施され，保護者向けの冊子では，子どもの回復における保護者の役割を強調し，子どもによくみられる典型的な反応やその対処法，さらに保護者自身のストレスへの対処法も紹介されていた．一方，子ども用プログラムは「感情」「問題解決」「助けを求める」「学びと成長」をテーマに構成され，リラクゼーションや問題解決などの CBT に基づく実践的なツールも含まれていた．その結果，6 か月後の時点で介入群の子どもは対照群と比較して不安の改善がみられたと報告している[19]．また，Kassam らは，新しい怪我や病気の診断，慢性疾患の突然の悪化といった予期せぬ事象を経験した 8 歳から 12 歳の 72 人の子どもを対象に，ゲーム形式の Web プログラムを用いた PTSD 症状の予防研究を行った．このプログラムは Marsac らによって開発され，感情の識別，評価，および回避に焦点を当てた 3 つのモジュールと，それぞれのモジュールにまたがる冒険的要素を含んでおり，各モジュールは 20～30 分で完了可能である．このプログラムを使用した結果，心的外傷後のストレスの重症度が待機群に比べて減少し，予防効果が示された（Cohen's $d = -.68$）[20]．

　さらに，保護者を対象とした予防プログラムの研究もいくつか存在する．Marsac らは，怪我をして治療が必要だった 100 人の子どもをもつ保護者に対して，インターネットを介して提供された予防プログラムと通常のケアを比較し，前者の保護者の56 ％が退院後に AfterTheInjury.org（ATI）を使用し，これが役立ったと 100 ％が報告した．しかし，保護者の知識は介入直後は増加したものの，6 週間後のフォローアップでは保護者の知識や心的外傷後ストレス症状に有意な介入の影響はみられなかった[21]．また，Sveen らは，火傷を負った子どもの保護者を対象に CBT とアクセプタンス＆コミットメントセラピー（ACT）に基づいたプログラムを，インターネットを介して提供した．62 人の保護者を 6 週間の介入群と待機群に分けて比較した結果，短期的には心的外傷後ストレス症状に有益な効果があったが，一般的な保護者のストレスには影響を与えなかった[22]．

　これらの結果から，子どものトラウマや PTSD 症状に対するインターネットを介した予防プログラムの効果は一貫していないことが示されている．また，心理的症状の予防には，保護者の心理教育だけでは不十分であると考えられる．専門家不足の課題を考慮に入れると，子どもにおいてもガイド付き ICBT の研究が今後ますます求められるであろう．

日本でのガイド付き ICBT 適用の課題

　日本では，ガイド付き ICBT の適用にいくつかの課題が存在している．諸外国においては，ICBT が成人の PTSD 治療に有効である可能性を示す研究が数多く報告されているが，ICBT と対面式治療を直接比較する研究は依然として不足している．さらに，予期せぬアクシデントを経験した子どもに対する予防的なアプローチである ICBT 研究は報告されているものの，筆者の知る限り，子どものトラウマや PTSD 治

療に対するガイド付き ICBT に関する研究は，まだ報告されていない.

　2023 年には，全国で摘発された児童虐待事件が前年比 9.4 ％増の 2,385 件，被害に遭った 18 歳未満の子どもは 9.1 ％増の 2,415 人にのぼった[23]. これは過去最多を記録しており，緊急に治療を提供できる社会システムの構築が重要であることを示している. この状況は，子どもたちに迅速かつ効果的な治療アプローチを提供する必要性を強調しており，ガイド付き ICBT の導入と普及が急務であるといえる.

謝辞

本執筆にあたり多大に貢献してくれた福井大学の正田好美さん，松井真希さん，前田陽穂さん，中島陸太郎さんに深くお礼申し上げます.

●引用文献

1) American Psychiatric Association : Diagnostic and statistical manual of mental disorders. 5th ed text revision., Washington, D.C., Amer Psychiatric Pub Inc., 2022［日本精神神経学会（日本語版用語監修），髙橋三郎, 他（監訳），DSM-5-TR 精神疾患の診断・統計マニュアル. 医学書院，2023］

2) Xian-Yu CY, et al. : Cognitive behavioral therapy for children and adolescents with post-traumatic stress disorder : meta-analysis. J Affect Disord 308 : 502-511, 2022

3) National Institute for Clinical Excellence : Post-traumatic stress disorder（PTSD）: Management of PTSD in children, young people and adults. NICE guideline [NG116] . London, 2018 https://www.nice.org.uk/guidance/ng116/chapter/recommendations#assessment-and-coordination-of-care（2024/12/2参照）

4) Kar N : Psychological impact of disasters on children ; Review of assessment and interventions. World J Pediatr 5 : 5-11, 2009

5) Shooshtary MH, et al. : Outcome of cognitive behavioral therapy in adolescents after natural disaster. J Adolesc Health 42 : 466-472, 2008

6) Jensen TK, et al. : A randomized effectiveness study comparing trauma-focused cognitive behavioral therapy with therapy as usual for youth. J Clin Child Adolesc Psychol 43 : 356-369, 2014

7) Morris ZS, et al. : The answer is 17 years, what is the question : understanding time lags in translational research. J R Soc Med 104 : 510-520, 2011

8) Hamatani S, et al. : Internet-Based Cognitive Behavioral Therapy via Videoconference for Patients With Bulimia Nervosa and Binge-Eating Disorder ; Pilot Prospective Single-Arm Feasibility Trial. JMIR Form Res 3 : e15738, 2019

9) Hamatani S, et al. : Feasibility of guided internet-based cognitive behavioral therapy for patients with anorexia nervosa. Internet Interv 14 : 100504, 2022

10) Matsumoto K, et al. : Guided internet-based cognitive behavioral therapy for obsessive-compulsive disorder : A multicenter randomized controlled trial in Japan. Internet Interv 28 : 100515, 2022

11) Morland LA, et al. : Cognitive Processing Therapy for posttraumatic stress disorder delivered to rural Veterans via telemental health ; A randomized noninferiority clinical trial. J Clin Psychiatry 75 : 470-476, 2014

12) Acierno R, et al. : A non-inferiority trial of Prolonged Exposure for posttraumatic stress disorder : In person versus home-based telehealth. Behav Res Ther 89 : 57-65, 2017

13) Stewart RW, et al. : A Pilot Study of Trauma-Focused Cognitive-Behavioral Therapy Delivered via Telehealth Technology. Child Maltreat 22 : 324-333, 2017

14) Lange A, et al. : Interapy: treatment of post-traumatic stress via the internet. Cogn Behav Ther 32 : 110-124, 2003

15) Lewis CE, et al. : Internet-based guided self-help for posttraumatic stress disorder（PTSD）; Randomized controlled trial. Depress Anxiety 34 : 555-565, 2017

16) Bisson JI, et al. : Guided, internet based, cognitive behavioural therapy for post-traumatic stress disorder; pragmatic, multicentre, randomised controlled non-inferiority trial（RAPID）. BMJ 377 : e069405, 2022

17) Mouthaan J, et al. : Internet-based early intervention to prevent posttraumatic stress disorder in injury patients ; randomized controlled trial. J Med Internet Res 15 : e165, 2013

18) Baumeister H, et al. : The impact of guidance on Internet-based mental health interventions ; A systematic review. Internet Interv 1 : 205-215, 2014

19) Cox CM, et al. : A randomized controlled trial of a web-based early intervention for children and their parents following unintentional injury. J Pediatr Psychol 35 : 581-592, 2010

20) Kassam-Adams N, et al. : Pilot Randomized Controlled Trial of a Novel Web-Based Intervention to Prevent Posttraumatic Stress in Children Following Medical Events. J Pediatr Psychol 41 : 138-148, 2016

21) Marsac ML, et al. : Preventing posttraumatic stress following pediatric injury ; A randomized controlled trial of a web-based psycho-educational intervention for parents. J Pediatr Psychol 38 : 1101-1111, 2013

22) Sveen J, et al. : Internet-based information and support program for parents of children with burns : A randomized controlled trial. Burns 43 : 583-591, 2017

23) ストーカー・DV・虐待等. 統計データ：児童虐待. https://www.npa.go.jp/publications/statistics/safetylife/dv.html（2024/12/5参照）.

（濱谷沙世）

C TF-CBT（トラウマフォーカスト認知行動療法）

はじめに

　近年，トラウマフォーカスト認知行動療法（trauma-focused cognitive behavioral therapy：TF-CBT）が子どものトラウマに有効な治療として，各種ガイドラインにおいて推奨されている．本項では TF-CBT の治療の概要と特徴を紹介し，自験例をもとに TF-CBT の実践とその意義について述べる.

　TF-CBT は，米国の Deblinger，Cohen，Mannarino により開発されたトラウマに焦点化した認知行動療法である[1]．TF-CBT という用語は，子どものトラウマのために開発された認知行動療法（cognitive behavioral therapy：CBT）を固有名詞的にさす場合と，トラウマに焦点化した CBT 全般をさす場合とがあり，用語に多少の混乱がみられるが，本項では前者の子どもを対象とした CBT について述べる*.

　TF-CBT は，子どもの PTSD 治療のなかで最も有効性が検証された技法である．欧米のいくつかの治療ガイドラインにおいては，子どものトラウマ治療の第一選択として推奨されている[2]〔国際トラウマティックストレス学会（ISTSS），2010，米国児童青年精神医学会（AACAP），2010，英国国立医療技術評価機構（NICE），2018〕．日本でも有効性が検証され，子どもと養育者を対象としたランダム化比較試験においても TF-CBT が有効であることが実証されている[3].

　TF-CBT は，さまざまな技法の治療要素を取り入れて構成された複合的なプログラムである．後述のように，TF-CBT の基本要素には，心理教育，ペアレンティング，リラクセーション技法，感情の調整，認知の処理，行動技法，段階的曝露などの技法が含まれている．また治療の全体を通じて家族に焦点を当てる家族システム的なアプ

＊ TF-CBT という略語がトラウマに焦点化した CBT 全般をさす場合，成人の持続エクスポージャー療法（PE）や認知処理療法（CPT）など種々の治療法を含み，本項で扱う子どもの TF-CBT も含まれる．わが国ではこの総称としての TF-CBT には「トラウマ焦点化認知行動療法」という訳語があてられている．一方で，本項で扱う子どもに特化した TF-CBT は固有名詞的に使用され，わが国では「トラウマフォーカスト認知行動療法」と訳される.

ローチも重視されており，さらにプレイセラピーや精神力動的，洞察志向的なアプローチが有用となる場面もある．このように TF-CBT はさまざまな技法をハイブリッドして使用することができる統合的な心理療法といえる．そのため TF-CBT を学ぶことは，トラウマを専門的に扱う医師や心理士だけでなく，多くの児童精神科医や心理士にとっても，さまざまなトラウマケアに関連する心理療法や介入技法を体系的に整理するよい機会になる．

　TF-CBT を臨床で実践するためには，開発者らが出版しているマニュアルを読み，公認のトレーナーによる初期研修を受講することが必要である．さらに，実際のケースでは適切なコンサルテーションを受ける必要がある．TF-CBT の技法の詳細については既刊の成書に譲り[1,2,4]，以下では TF-CBT の治療構造と治療要素について概観し，特徴について解説する．

治療構造と構成要素

　TF-CBT は，トラウマとなる出来事を体験し，PTSD やそれに関連する症状による機能障害を生じている子どもとその養育者を対象とするプログラムである．TF-CBT は，グループ療法も実施されているが，基本的には個人療法で行われる．治療構造としては，基本的に毎週1回，1回あたり50〜90分，8〜16週のプログラムである．TF-CBT の1つの大きな特徴は，子どものケアと養育者の支援をセットにした治療パッケージになっていることであり，1人の治療者が毎回子どもセッションと養育者セッションをこの順番で行う．子どもセッションと養育者セッションには同程度の時間を費やすが（たとえば30分ずつ），子どもの年齢によってはその割合を変更する場合もある．また治療の終盤には親子合同セッションが設定されているが，それまでの段階でも必要に応じて適宜養育者と子どもの合同面接を挿入することもできる．

　治療に参加する養育者（1名）は親であることが多いが，担当者が固定できれば児童養護施設の職員などでも可能である．子どものトラウマでは，家庭環境要因，たとえば養育者の精神状態や家庭生活の状況などに子どもの症状が大きく影響される．また，養育者が子ども以上に傷ついていることもあり，養育者自身のケアも重要である．TF-CBT では，養育者が治療に参加し子どもと同様のスキルを学ぶことにより，養育者自身のストレス対応能力を改善し，さらにペアレンティングスキルの向上を図る．

　TF-CBT の基本要素は，「PRACTICE」の頭文字で表される（表 1）．TF-CBT は前述

表 1　TF-CBT の治療構成要素「PRACTICE」

・心理教育（Psychoeducation）とペアレンティングスキル（Parenting skills）
・リラクセーション（Relaxation）
・感情調整（Affective modulation）
・認知対処と認知処理（Cognitive coping skills and processing）
・トラウマナラティブ（Trauma narrative）
・トラウマの想起刺激の実生活における克服（In vivo mastery of trauma reminders）
・親子合同セッション（Conjoint parent-child sessions）
・将来の安全と発達の強化（Enhancing future safety and development）

〔Cohen JA, et al. : Treating Trauma and Traumatic Grief in Children and Adolescents. Guilford Press, New York, 2006［白川美也子，他（監訳）：子どものトラウマと悲嘆の治療—トラウマ・フォーカスト認知行動療法マニュアル．金剛出版，2014］〕

のように8〜16週のプログラムとして構成されているが，プログラム全体は大きく3つの段階（①安定化と心理教育，②トラウマナラティブの作成，③定着と統合）に分けられる．この3つがおおむね同程度の比率になるようにプログラムを進めていく．

①安定化と心理教育

　TF-CBTでは，トラウマそのものにアプローチする前に，心理教育とストレスマネジメントを十分に行うことを重視している．心理教育では，子どもと養育者がトラウマとなる出来事についてよく理解し，その出来事を体験したことによって起こったトラウマ関連症状に気づくことができることを目標とする．なかには「性暴力」「虐待」といった出来事の名称を聞くだけで固まってしまう（一時的な解離を示す）子どももいる．心理教育を行い，トラウマに関する概要や頻度，出来事の責任の所在（責任は本人にないということ）について学ぶことが，トラウマへの段階的曝露としての役割を果たし，子どもはトラウマに少しずつ向き合うことができるようになる．また養育者にもトラウマに特化した心理教育を実施し，さらに日常生活のなかで子どもの望ましいことを具体的にほめるなど，ペアレント・トレーニングで一般的に目標とされるスキルの習得を目指す．

　リラクセーションは，トラウマによる生理学的症状（動悸，過呼吸，頭痛，腹痛など）をやわらげるために必須の技法である．子どもや養育者がトラウマ反応時に実際に使えるように，日常的な練習を促し，セッション中にも使用するように教えていく．幼い子どもにも習得しやすい呼吸法や漸進的筋弛緩法を使うことが多いが，特別な技法を使う必要はなく，イメージ技法，マインドフルネスなど一般的なストレスマネジメントの技法を一緒に練習して教えてもよい．好きな音楽を聴く，身体を動かす，お気に入りの人形を抱きしめる，など本人になじんだ方法をもとに発展させることもできる．

　感情表出と調整では，子ども自身が感情に気づき，それを表現できるスキルの習得を目指す．感情を同定して，それをことばにできるようになることで，子どもはトラウマによる苦しくやりきれない気持ちに対処し，ネガティブな感情をコントロールするスキルを身につけていくことができる．

　認知コーピング（認知の処理）では，他のすべての認知行動療法と共通する要素である「考え・気持ち・行動」の区別について学習し，子ども自身にこの三角形を実際に書かせてワークに取り組むことで，否定的な認知を改善する技術を学んでいく．

②トラウマナラティブの作成

　TF-CBTにおける根幹となる要素であるトラウマナラティブでは，前述の安定化と心理教育で身につけたスキルを総動員しながら，トラウマと向き合う子どもの恐怖や不安に対処し，治療者と子どもが協力してトラウマナラティブをつくっていく．トラウマナラティブを作成することで，子どもはトラウマに向き合い，圧倒されるようなネガティブな感情（恐怖，無力感，恥，怒り）に対処し，距離を取ることができるようになる．またトラウマナラティブの作成によって，トラウマ想起による反応を脱感作し回避や過覚醒を改善するだけでなく，子どもがトラウマ体験を人生全体に統合し，トラウマを単なる人生の一部分とみなせるようなメタ認知能力を育む．

　トラウマナラティブの作成は，出来事について子どもが語り，治療者がそれをあたかも秘書であるかのように書き取っていくことで，自分の人生とトラウマについての

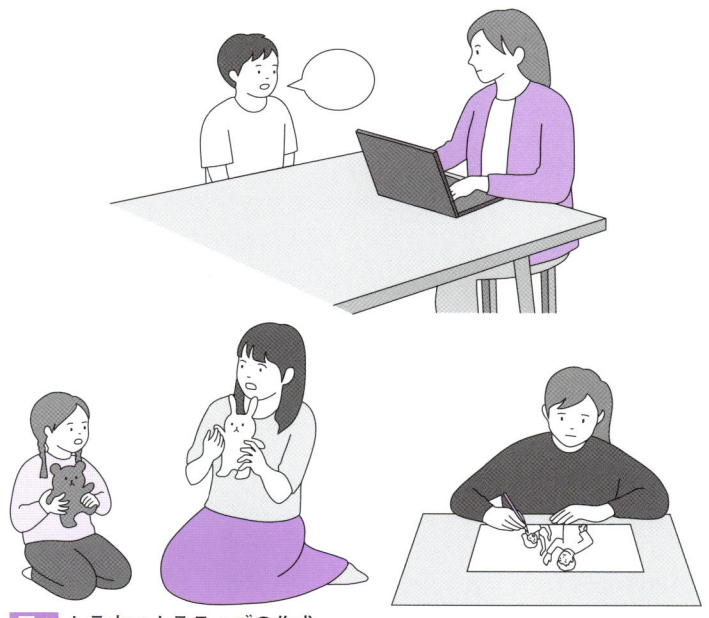

図1 トラウマナラティブの作成

本を書いていく，という形式で行うことができる．しかし，子どもの年齢によってはこの方法が適切でない場合もある．人形やおもちゃを使って劇のように再現したり，トーク番組のように子どもにインタビューしたり，絵や粘土などで表現したり，子どもに合わせてさまざまな方法を選んで治療者はトラウマナラティブの作成を支援する（図1）.

　トラウマナラティブを詳細に作成していくと，子どもの非機能的な認知が明らかになっていく．トラウマナラティブの作成中は治療者は解釈は行わず，作成が終わったら，認知の歪みや誤りを子どもと一緒に修正し改善するワーク（プロセシング）に取り組んでいく.

　またこれと並行して，日常の生活場面において子どもが恐れている刺激に徐々に慣れさせる実生活内曝露を行い，トラウマリマインダーをコントロールすることを目標とする．実生活内曝露では，階層表を作成して適切な強度の課題から徐々に取り組んでいくことが多い．このとき，回避を克服することを焦らず，一歩一歩進めれば恐い刺激にも必ず慣れていくという治療原理を説明し，自信をもって取り組めるように支援することが重要である.

③定着と統合

　前述の段階まで進み，養育者と子どもの準備ができたら親子合同セッション（コンジョイントセッション）を行う．合同セッションでは，子どもの作成したトラウマナラティブを養育者が同席する場で読み上げ，養育者が子どもに肯定的な感想を述べることを目標にする．通常は，心理教育で理解した学習内容を親子で一緒に復習し，その後段階的に子どもが作成したナラティブを親子で共有していく.

　最後に，プログラム終了後の子どもの安全感と健全な発達を強化するためのセッションを行う．トラウマを体験した子どもは，また危害を加えられないかと不安や恐怖を抱くことが多い．将来の危険に対処するスキルを身につけるため，自分の身を守

るための標準的な安全策や，安全マップの作成等を行う．また犯罪被害などの場合では，再被害に遭う確率を具体的に検討し，現実的に想定することでシミュレーションを行う．こういったワークを通じて，子どもの自己効力感を向上しトラウマの再被害に準備をすることを支援する．

　TF-CBT 治療の実際を示す自験例を以下に提示する．症例の発表については患者本人と養育者から同意を取得し，個人情報保護のため論旨に影響しない範囲で変更を加えた．

● Case　通学路での暴力被害に対して TF-CBT を行った中学生男子 ●

【症例】中学生男子，A
【主訴】学校に行けない．怖い目にあった．
【家族構成】両親，弟と 4 人暮らし．家族歴に特記事項なし．
【生育・現病歴】同胞 2 名中第 1 子で，発育・発達に異常はなかった．X−2 年 5 月頃，通学路を一人で歩いて帰宅中，見知らぬ中年男性から頭部や腹部に殴る蹴るの暴行を受けた．加害者は独語や奇声を発していて，意味のある発語はなかった．A はショックを受け，家族や他人に暴行の事実をいえなかった．この数週間後から不登校になった．事件現場が通れなくなり，悪夢，不眠などの症状も出現した．X−1 年の夏には登校できるようになったが，同年 12 月に家族の新型コロナウイルス感染で自宅待機となったことをきっかけに，学校に顔を出しにくいと感じて再び不登校になった．不登校を主訴に，X 年 3 月に当院を初診した．受診時にはじめて母親にトラウマのことを主治医（筆者）の前で話すことができた．それまでは母親を心配させると思い，話していなかったという．初診時の改訂出来事インパクト尺度日本語版（IES-R）は 55 点で，カットオフの 25 点を大きく上回っていた．被害を受けた家庭外の暴力以外に明らかなトラウマはなく，これを標的に TF-CBT を導入することとなった．

安定化と心理教育

　X 年 4 月から，A と母親を対象に TF-CBT を開始した．セッションは週 1 回 60 分で，テキストは「あなただけの大切な TF-CBT ワークブック第 2 版」（兵庫県こころのケアセンター Web サイト掲載）を使用した．心理教育では，家庭外の暴行被害の件数や行政の子どもを守る対策などの情報を一緒に調べ，事件に関する一般的知識を学んだ．また，TF-CBT の実践においてはユーモアや遊びを取り入れることが重視されており[4]，知識の習得をクイズ形式にする，本人と好きな音楽を聴き合う時間をつくる，などの工夫を行った．リラクセーションは呼吸法と漸進的筋弛緩法を中心に指導し，心身の安定化を図った．A は当初，主治医が学校に連絡することを拒否していたが，「人からどう思われるかわからなくて怖い」という A の否定的認知が背景にあり，それが事件について話すことへの回避につながっていることがわかった．これを踏まえ，実生活内曝露の目標に「事件について話すこと」を追加し，認知の三角形を使用したワークやロールプレイを実施した．子どもは否定的認知を直接扱うのが難しいとき，「こういう子がいたらどう思う？」「同じ立場の子がいたらどう思う？」などと問いかけると，よい認知の転換が起こることが多い（best friend 法）．A も治療者とのロールプレイを通じて，自らの否定的認知の改善に積極的に取り組むことができた．

トラウマナラティブの作成とプロセシング

　TF-CBT 開始から 8 セッション（約 2 か月）経過し，A は部活の試合の応援に行った

り，友だちと連絡したりすることができるようになった．X年7月からはトラウマナラティブを開始した．Aがトラウマ体験を語り，治療者が記録しながら内容を掘り下げることで，考えや気持ちに向き合う機会を提供した．この過程で，「加害者に似た背の高い男性が怖い」という認知がなかなか改善しないことに治療者は気づいた．そこでトラウマナラティブに沿って，「通り魔にあったときにどう思っていた？」「どうして襲われたと思う？」という質問を治療者が行うと，「自分は身長が低かったから襲われたと思う」という非機能的認知が語られるようになった．さらに，この認知には以前からAが抱えていた「身長が低い」という劣等感が結びついているようだった．治療者が「身長が低い人はみんな襲われると思う？」というソクラテス式質問などを通じて認知の修正を図ると，Aは次第に過剰な自責や恐怖感から距離を置き，バランスの取れた考え方ができるようになった．

定着と統合

Aは，X年9月の新学期から放課後に学校に行けるようになった．継続して不安階層表を使用した曝露を進めると，Aが自ら考えて犬と散歩をしながら事件現場を歩けるようになり，回避症状を克服できた．親子合同セッションの前には，本人が母親に聞きたいことの想定問答集をつくり，ロールプレイを通じて練習した．来院前にトラウマについて母親に話せず苦しかったことを踏まえて，もし犯罪被害に遭ったとしても今後はタブーにせずに親子間で話題にできることを目標とした．親子合同セッションで，Aが母親に「病気になって迷惑をかけているのでは」と不安を訴えると，母親は「迷惑ではないし，Aが話せるようになってよかった」と肯定的に応答し，親子間の絆を深めることができた．残るセッションでは，再被害への対策について検討し将来の安全について話し合った．X年11月でTF-CBTは終了し，最終回でAは「母親としゃべれたのが一番安心した」と振り返った．X＋1年2月にはAは学校に行けるようになり，IES-Rスコアは6点とPTSD症状がカットオフ以下に改善しフォローアップを終了した．

症例のまとめ

今回提示した症例は，家庭外のトラウマに関する思春期の症例であり，本人，養育者ともに治療意欲が高く，治療技法についての理解も良好であった．一方で，年少児の場合や施設入所中で養育者の協力が得られない場合など，マルトリ（虐待やネグレクト）に関するケースではさまざまな工夫が必要となるケースも多い．TF-CBTはこういった困難な症例に関する実践の報告が豊富にあり，患児や環境に応じて柔軟に適応できることも魅力である．施設入所中の症例や被虐待児などの困難な症例のTF-CBTについては，文献2，4，5など国内外での実践例を参考にされたい．

おわりに

TF-CBTは，これまで開発されてきた心理療法のさまざまな技法を組み合わせて構成されたすぐれた治療パッケージである．時代を遡れば，子どものトラウマ治療については遊戯療法などのトラウマイベントに曝露しない方法が中心的に推奨されていたこともある．しかし，近年有効とされている治療は，すべてトラウマ体験を直接取り扱い，また養育者を治療に取り込んでいる．特に，年少の子どもでは可能な限り養育者と協働して治療を進めることで治療効果が向上することが実証されている．さらに，有効性が証明されているトラウマ治療には，行動と感情の制御，認知処理，コー

ピングといった多くの技法に共通点が見られる[6]．TF-CBT は，こういった技法をわかりやすく整理して学ぶのに適した治療法である．

　TF-CBT は子どものあらゆる PTSD 症状に対する万能の方法ではない．子どもに破壊的な問題行動がある場合や，トラウマが継続していて安全性が確保できない場合など，プログラムが完遂できない可能性が高い場合には TF-CBT の実施を見送ることも考えなければならない．また，曝露を行うことが常に最良の選択肢とは限らず，現実の危険や攻撃的な問題行動への対応など現実的な対応を優先しながらかかわりを続けることが有効な場合もある[5]．治療者が児童精神科医単独の場合は，50〜90 分の治療を数か月にわたって行うことは時間的に難しい場合も多いと思われる．しかし，TF-CBT を十分なコンサルテーションのもとで行うことで，治療者は PTSD についての理解が深まり，さまざまな治療技法の効果を実感することができる．また，TF-CBT で学ぶことのできるリラクセーション技法，感情調整技法，認知処理技法などには，日常臨床で遭遇する PTSD には至らないような小さなトラウマに対する対処法のヒントが詰まっている．筆者としては，このプログラムを多くの臨床家に学び，実践してもらいたいと願っている．

●引用文献

1) Cohen JA, et al. : Treating Trauma and Traumatic Grief in Children and Adolescents. Guilford Press, New York, 2006［白川美也子，他（監訳）：子どものトラウマと悲嘆の治療—トラウマ・フォーカスト認知行動療法マニュアル．金剛出版，2014］

2) 亀岡智美，他（編著）：子どものトラウマと PTSD の治療—エビデンスとさまざまな現場における実践．誠信書房，2021

3) Kameoka S, et al. : Effectiveness of trauma-focused cognitive behavioral therapy for Japanese children and adolescents in community settings : a multisite randomized controlled trial. Eur J Psychotraumatol 11 : 1767987, 2020

4) Cohen JA, et al. : Trauma-Focused CBT for Children and Adolescents : Treatment applications. Guilford Press, New York, 2012［亀岡智美，他（訳）：子どものためのトラウマフォーカスト認知行動療法—様々な臨床現場における TF-CBT 実践ガイド．岩崎学術出版社，2015］

5) 川端康雄，他：Part 6 トラウマ・フォーカスト認知行動療法（TF-CBT）．野呂浩史（編），トラウマセラピー・ケースブック 症例にまなぶトラウマケア技法．星和書店，195-216，2016

6) Landolt MA, et al. : Evidence-Based Treatments for Children and Adolescents. In : Schnyder U, et al. (eds), Evidence based treatments for trauma-related psychological disorders : A practical guide for clinicians. Springer International Publishing, New York, 2015［福地　成（訳）：第15章 エビデンスに基づいた児童青年期の治療．前田正治，他（監訳），トラウマ関連疾患心理療法ガイドブック—事例で見る多様性と共通性．誠信書房，299-317，2017］

（石島洋輔）

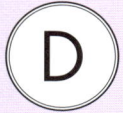 # TSプロトコール

- TS 処方，TS 処理，TS 自我状態療法からなり 1 回 15 分程度で実施できる．
- TS 処方は，向精神薬の極少量と漢方薬の組み合せである．
- TS 処方服用後 TS 処理を実施し，4〜5 回の治療実施でフラッシュバックが軽減する．

TSプロトコールの概要

　　TS（traumatic stress）プロトコールは，フラッシュバックの軽減と治療に焦点を当てた，簡易型トラウマ処理技法である[1]．治療の開始にあたって初診では他の精神科疾患と同等に，トラウマ歴を含むきちんとしたインテークが当然ながら必要であり，時間をかけた面接が必要であるが，再来において実際の治療に要する時間は 5 分間から 10 分間程度であり，4 回から 6 回程度の治療によって，フラッシュバックは著しく軽快する．つまり一般的な精神科外来における保険診療による治療で十分に実施が可能である．その概要を表 1 に示した．TSプロトコールによる C-PTSD への治療は，ランダム化比較試験（RCT）によって高い有効性が示された[2,3]．

　　TSプロトコールは次のものから成り立っている．

　・TS 処方：これは向精神薬の極少量処方と漢方薬の組み合わせである．

　・パルサーを用いた簡易型処理および手動による簡易型処理：当初からパルサーと

表1　TSプロトコール

- **TS 処方**　△向精神薬の極少量処方 ＋ ▲漢方薬
  △TS 処方 1　気分変動：アリピプラゾール 0.2 mg，炭酸リチウム 2 mg，ラメルテオン 0.8 mg 分 1
  △TS 処方 2　攻撃的な言動：リスペリドン 0.3 mg，炭酸リチウム 2 mg，ラメルテオン 0.8 mg 分 1
  ▲漢方薬　桂枝加芍薬湯 or 小建中湯 2 包，四物湯 or 十全大補湯 2 包 分 2
  　　　　　漢方薬服薬が困難な場合，柴胡桂枝湯 6 錠 分 2 だけでもよい
  ・不眠　レンボレキサント 1.25〜10 mg，スボレキサント 5〜20 mg
  ・抑うつ　デュロキセチン 10〜20 mg 分 1 ハイテンションを起こしにくい SNRI

- **TS 処理**　トラウマ記憶の想起をさせない，パルサーによる 4 セット処理＋手動処理

- **TS 自我状態療法**　催眠を避け，通常の精神科外来で実施可能な簡易型（**本章 E**）

〔杉山登志郎，他：新たな簡易型トラウマ処理プロトコールによるランダム化比較試験による治療研究．EMDR 研究 14：56-65，2022 および Wakusawa K, et al.：Triadic Therapy Based on Somatic Eye Movement Desensitization and Reprocessing for Complex Posttraumatic Stress Disorder：A Pilot Randomized Controlled Study. Journal of EMDR Practice and Research 17：159-170, 2023〕

手動とは組み合わせて実施する．治療を通してフラッシュバックが軽減し，1 クールが終了するときには必ず，手動処理のフルセット治療を患者に教え，患者が自分で処理ができるようにしていく．

・TS 自我状態療法：これは解離性同一症の併存症例に用いる．治療目的を部分人格同士の協働ができることにおき，人格の統合は目指さない．部分人格間のコミュニケーションが可能になり，相互の協力ができれば終了である．簡易処理を組み合わせて実施すれば，1 回のセッションを 10 分間から 15 分間程度で行うことができる．**本章 E　自我状態療法(p.105-110)**に詳細を記している．

処方について説明する．複雑性 PTSD (C-PTSD)への薬物療法に際して，これまでの精神科薬物療法の常識から離脱することが必要である．抗うつ薬，抗不安薬はなるべく用いないほうがよい．抗うつ薬は気分変動を増悪させ，抗不安薬は意識水準を下げて抑制をはずし，行動化傾向を促進してしまうからである．抗不安薬は子どもも大人もほぼ禁忌といってよい．C-PTSD の気分変動は，双極症ではない．バルプロ酸ナトリウム(デパケン®)の相当量を服用している成人をしばしばみるが，ぼんやりするだけで無効である．C-PTSD への薬物療法は何よりも安全性を主眼とする必要がある．

さらに，大量の抗精神病薬の処方も好ましくない．こちらもぼんやりするだけで無効だからである．解離性幻覚が認められる症例も多いが，この病態は抗精神病薬に対し無効である．むしろあまりに薬物抵抗性がある幻覚は，解離性ではないかと疑ってみる必要がある．

TS 処方の理論的背景については拙論[1]をみてほしい．中心はフラッシュバックに対して漢方薬を用いること(小建中湯と十全大補湯の同時服用．漢方薬が飲みにくい場合は，柴胡桂枝湯 6 錠の服用でもよい)．および気分変動やイライラに対して，ごく少量の向精神薬の処方(炭酸リチウム 1〜2 mg，アリピプラゾール 0.2 mg もしくはリスペリドン 0.3 mg およびラメルテオン 0.8 mg)を用いることである．TS 処方による薬物療法の最大のメリットは安全性である．C-PTSD の場合，治療の中断も多ければ，過量服薬による事故もきわめて多い．TS 処方の場合，治療的な有効性をもちつつ，中断に対しても，1 か月分を服用されても大きな弊害が生じない．漢方薬の過量服用というのは事実上不可能で，筆者は 1 例も経験がない．

TSプロトコールによる簡易処理の実際

左右交互刺激

C-PTSD のクライエントにトラウマ記憶の想起をさせると，限りなくあふれ出してしまい，収拾がつかなくなる．しかし，このトラウマ記憶は絶えずフラッシュバックが生じているため，身体の不快感として常在する．この身体的不快感あるいは違和感を標的として，トラウマ記憶の想起をさせないで処理を実施する．中核は左右交互刺激と呼吸法である．筆者は左右交互の振動を生じるパルサーとよばれる眼球運動による脱感作と再処理法(EMDR)の治療器具を用いている．呼吸法は胸郭呼吸によって地面から呼気を吸い頭頂から吐き出すという強い呼吸であり，座禅・ヨガで実施される腹式呼吸と異なることに注意が必要である．

パルサー

パルサーはこれまで米国製の機器しかなかった．しかし 2024 年になって学幸社より和製のパルサーが登場した（https://www.gakkousya.net/shop-tsp）．このパルサーは TSプロトコールのために開発されたパルサーであり，大変使いやすい．米国製では，NeuroTek 社，TheraTapper 社の製品がある．これらは個人輸入になるが，インターネット経由で容易に入手できる．

興味のある方はおのおののホームページをご覧いただきたい．

処理の実際

最初にクライエントの脈を測り，パルサーのスピードを脈に合わせて決める．これはクライエントが心悸亢進したときに，どの程度の速さになるのかを想定して，現在の脈拍よりも速い速度に設定する（左右の振動を 1 とすると脈拍＋ 20〜30 に設定する）．ついで以下の 4 つの部位にパルサーを当て，20 回程度の交互刺激を加え，刺激を加えた後に，胸郭呼吸による強い深呼吸を 1 回行う．最初に**腹（両側肋骨の辺縁）**，次に**鎖骨下縁**，さらに**頸（頸動脈の前の部位）**，最後に**頭（両側のこめかみ）**，と 4 か所に下から上に向かって左右交互刺激と深呼吸を繰り返し，身体の不快な違和感を頭頂から上に抜くのである（図 1）．

この 4 セットによる簡易処理を終了後，残る身体の違和感を尋ね，違和感のある部位に，手動による両側刺激をさらに加える（図 2）．たとえば，胸のあたりに違和感があれば，鎖骨の部位に両手でのタッピングを 30 回ほど行い，胸郭呼吸をする．また喉のあたりに違和感がある場合は，鎖骨および後頸部に両手で同じく 30 回のタッピングを行い胸郭呼吸をする．こうして数分の処理で身体の不快感を抜くことができる．この身体的不快感を抜くという治療を，1〜4 週間おきに 4〜6 回行うと，フラッシュバックそのものが軽減する．このことが筆者の発見である．1 回のセッションはせいぜい 10 分間もあればできる．トラウマに直接ふれず短時間で行える処理こそ，C-PTSD の治療としては最も安全な治療である．

手動処理の部位は 4 セット法と同じ箇所への左右交互タッピングである．腹，鎖骨，

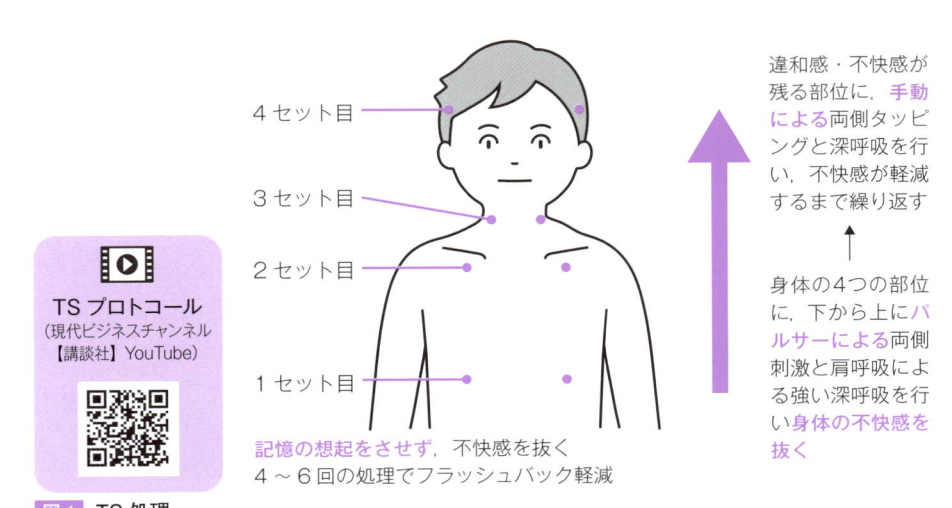

4 セット目

3 セット目

2 セット目

1 セット目

TS プロトコール
（現代ビジネスチャンネル
【講談社】YouTube）

違和感・不快感が残る部位に，**手動による両側タッピング**と深呼吸を行い，不快感が軽減するまで繰り返す

身体の4つの部位に，下から上に**パルサーによる両側刺激と肩呼吸による強い深呼吸を行い身体の不快感を抜く**

記憶の想起をさせず，不快感を抜く
4〜6 回の処理でフラッシュバック軽減

図 1 TS 処理
〔杉山登志郎：テキストブック TSプロトコール．日本評論社，2021〕

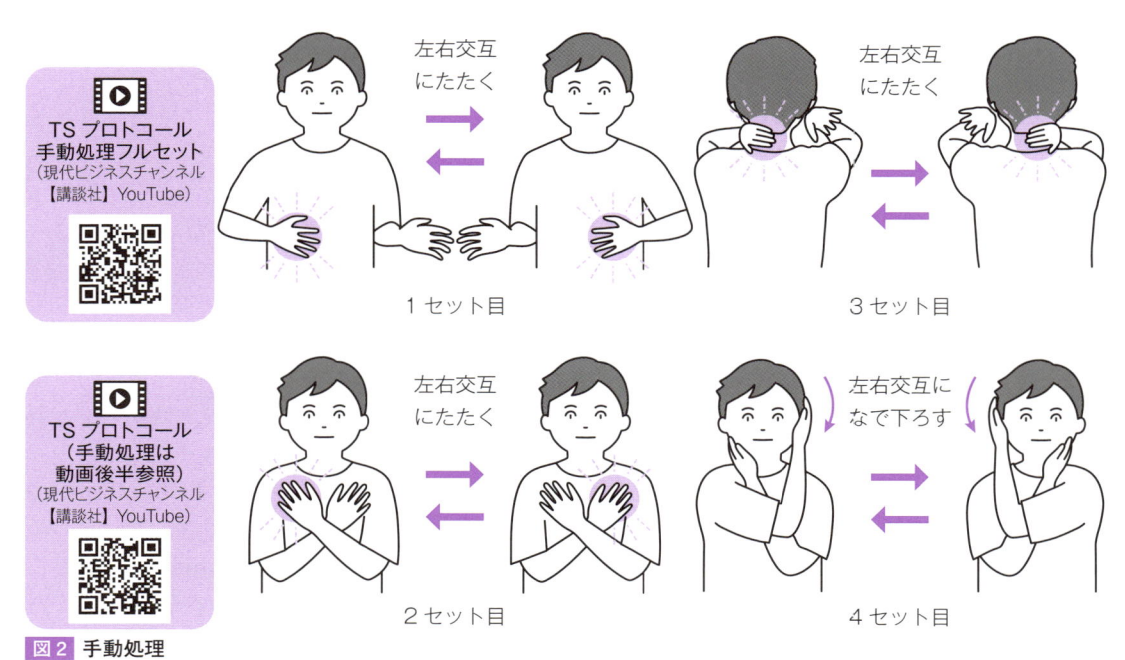

TS プロトコール手動処理フルセット（現代ビジネスチャンネル【講談社】YouTube）

左右交互にたたく

1セット目　　3セット目

TS プロトコール（手動処理は動画後半参照）（現代ビジネスチャンネル【講談社】YouTube）

左右交互にたたく　　左右交互になで下ろす

2セット目　　4セット目

図2 手動処理
〔杉山登志郎：テキストブック TSプロトコール. 日本評論社, 2021〕

頭の部分は両手でパタパタと20回から30回やわらかくたたき胸郭呼吸を行う. 頭は頭頂から下に両手を用いて交互になで下ろすという両側刺激を20回程度行い, その後に胸郭呼吸を行う. 鎖骨と頭に関しては, 両手を交差させて対側に両側刺激を加える. このほうがより高い効果を示すのであるが, その理由を筆者は説明ができない. パルサーを用いないで最初から手動処理のみでトラウマ処理を行うことも可能である. 手動処理はパルサーの処理よりもさらに安全性が高く, またライセンス制を取っていないので自由に行っていただいてよい.

　子どもの場合には, 2セット（鎖骨下部への同側, 交差：パルサーを交差させ対に当てる）から3セット（腹, 鎖骨, 頭 or 腹, 鎖骨, 鎖骨交差など）でよいことが多い. これはおそらく子どものボディイメージに関係するのだろう. 子どものボディイメージは年少児であればあるほど, 延長のない丸い存在である. 成人のように下から上にパルサーを当てていき, 身体の違和感を抜かなくとも, 中心部に位置する1か所, あるいは身体の中心部と頭の2か所への左右交互刺激で, 身体的違和感をやわらげることができる. 子どもの場合もこの簡易型処理を4〜6回, つまり2週間おきの外来では2〜3か月ほど行うと, フラッシュバックが軽減してきて, 日常生活のなかでフラッシュバックに振り回されることが減ってくる.

> ● **Case　親子併行治療を実施した症例** ●
>
> 【症例】9歳男児, ケン
> 【主訴】学校での著しい不適応行動, 激しい頭痛, 登校渋り
> 【家族歴】ケンの両親は未婚である. 父親と母親は母親が高校生のときに知り合った. 母親が妊娠し, 母親は退学したが, 父親の年齢が若く結婚ができなかった. その後, 父親は触法行為のため少年院に入所した. その後の交流はない.

ケンの母親の両親は自営しており，両親とも厳しいところもやさしいところもあり，体罰はなかったという．ケンの母親は，もともとは明るい性格だったというが，ケンの出産後すごく暗くなったという．ケンが3歳のときに，別の男性と一緒になって4年間生活したが，その男性からは激しいDVとケンへの暴言・暴力があり，ケンも母親も怪我を繰り返した．児童相談所が関与するところとなり，逃げるようなかたちで別れた．一緒に暮らしていた地域には，今も足を向けることはできないという．その後，ケンが8歳のときに，現在のパートナーと一緒に暮らすようになった．ケンの母親は正社員として働いていて，食費はケンの母親が出している．今のパートナーに甘えきってしまうことはできないという．前のパートナーからの暴言暴力のフラッシュバックは絶えずあり，不眠が続いている．激しい気分変動があり，イライラが抑えられない．他者への不信感も強く，また自己無価値感もあるという．

ケンは先に述べたように，パートナーの暴力で母親がよく怪我をしており，ケンも暴力を受けることがしばしばで，ケンの母親の実家に逃げることもよくあった．小学校入学後，ケンは一時保護された．その後，1年あまりして現在のパートナーと一緒に暮らすようになった．

その後，ケンは学校で大声を出してパニックになることを繰り返すようになった．勉強がわからないところがあると，授業中に「わからない」と大声をあげ，急に暴れ出すということを繰り返した．そんなときは頭がすごく痛くなって，がまんができないという．このため児童相談所からの紹介で外来受診になった．ケンだけではなく，母親も強いフラッシュバックがあるので，一緒に治療を行うことが必要ということを説明し，親子併行治療を開始した．

ケンの治療経過

心理検査の結果は，FSIQ77（VCI86, PRI76, WMI76, PSI86）であった．柴胡桂枝湯6錠を分2で服用してもらい，TSプロトコールによる簡易型トラウマ処理を開始した．

1回目，漢方薬があまり飲めていないとのことで，安全のため服薬をきちんとするように勧めた．TS処理は，パルサーで腹部，腹部交差，鎖骨下部の3か所へ当て，左右交互刺激と深呼吸を行った．

2回目，2週間後，漢方薬が相変わらず決まった量を服用できていないが，以前よりよく飲むようになったという．学校に通えていると報告があった．前回と同じく，パルサーを腹部，腹部交差，鎖骨下部の3か所に当て，左右交互刺激と深呼吸を行った．

3回目，さらに2週間後，服薬がきちんとできるようになった．パルサーを腹部，鎖骨下部，鎖骨下部交差と当て，左右交互刺激と深呼吸を行った．

4回目，さらに2週間後，同じく，パルサーを腹部，鎖骨下部，鎖骨下部交差と当て，左右交互刺激と深呼吸を行った．

5回目，さらに2週間後，X年7月，この時点でフラッシュバックや悪夢は消失したことが報告された．学校でパニックになることも暴れることもなくなったという．激しい頭痛も気がついたらなくなっていた．手動処理を一緒に行い，簡易型トラウマ処理1クールを終了した．夏休みから漢方薬は服用をやめ，アトモキセチン10mg1錠を開始した．9月以後，学校にきちんと通っていて，落ちついて学習にも取り組めているという．頭痛もまったくなくなり，月1回程度外来を受診して，アトモキセチン少量の服用を続けている．

ケンの母親の治療経過

X年5月TSプロトコールによる簡易型処理を開始した．処方は，炭酸リチウム1mg，アリピプラゾール0.2mg，ラメルテオン0.8mg分1，および十全大補湯2包，小建中湯2包分2であった．

1回目，服薬がきちんとできていないという．1回目の4セットによる簡易型トラウ

マ処理を行った．ケンの母親は，こんな簡単な治療でよくなるのですかと不思議そうであった．

2 回目，2 週間後，前回の簡易型トラウマ処理の後から激しいフラッシュバックが続いているという．服薬をしっかり行うことを勧め，2 回目の 4 セット処理を行った．今回は，鎖骨下部に不快感が強く残り，鎖骨下部，首，頭の手動処理を追加し，それによっていくらか不快感の軽減を得ることができた．

3 回目，さらに 2 週間後，激しいめまいで仕事に行けていないという．食欲もなく，治療が続けられるか自信がないと訴えた．しかし今回，服薬はしっかりできているという．3 回目前後が一番つらいことが多いので，この後は楽になることを説明し，3 回目の 4 セットによる簡易型トラウマ処理を実施した．今回も，鎖骨下部の不快感は強く，鎖骨下部，首，頭の手動処理を追加した．

4 回目，前回の受診の後からストンとフラッシュバックが軽くなり，夜の睡眠がしっかり取れるようになったという．4 セットによる簡易型トラウマ処理を実施したところ，抜けた感じがあり，鎖骨下部の不快感はみられなかったので，今回は手動による追加処理は行わなかった．

5 回目，X 年 7 月，前回からフラッシュバックはなく，悪夢もないと報告された．手動処理を一緒に行い，TS プロトコールによる簡易型トラウマ処理 1 クールを終了した．

その後，フラッシュバックは再発なく，10 月にはトラウマ処理を終了した．減薬を開始し，X ＋ 1 年 2 月までに服薬ゼロになり，治療終結とした．母親からは，これまで長い間下を向いて生活をしてきたけれど，真っ直ぐに顔を上げて生活をしてよいと感じるようになったという発言があった．

発達性トラウマ症と，C-PTSD の親子例である．ケンもケンの母親も，基本的な愛着形成には大きな問題がなかったこと，安定した支持的な家族の支えがすでにあったことが，速やかに治療が進んだ理由と考えられる．

●引用文献

1) 杉山登志郎：テキストブック TS プロトコール．日本評論社，2021
2) 杉山登志郎，他：新たな簡易型トラウマ処理プロトコールによるランダム化比較試験による治療研究．EMDR 研究 14：56-65，2022
3) Wakusawa K, et al. : Triadic Therapy Based on Somatic Eye Movement Desensitization and Reprocessing for Complex Posttraumatic Stress Disorder : A Pilot Randomized Controlled Study. Journal of EMDR Practice and Research 17 : 159-170, 2023

●参考文献

・杉山登志郎：トラウマ「こころの傷」をどう癒やすか．講談社現代新書，2024

（杉山登志郎）

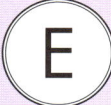 E 自我状態療法

POINT

- 複雑性 PTSD に解離性同一症の併存は多い．自我状態療法はその治療手技である．
- 治療目標を人格間のコミュニケーションに置き人格の統合を目標としない．
- 実施にはさまざまな工夫が求められる．簡易型を用いれば短時間の実施が可能である．

多重人格生成の病理

　多重人格は，一人の人間のなかに複数の部分人格（ここでは「パーツ」と記す）が存在するという病理である．自己意識の生成の過程には，他者の存在が必要である．乳幼児期の発達過程において，安定した他者，とりわけ母親との愛着形成を通して自己イメージが形成される．もしここで他者が七色に変化すれば，七色の自己が現れてくることになる．マルトリ（虐待やネグレクト）状況で，あるときは殴られ，あるときは抱きしめられるというような状態が続くとすれば，自己の核となるものが非常に不安定とならざるをえない．さらに愛着障害によって，自律的な情動コントロール機能の脆弱さ，つまりレジリエンス（resilience）機能の不全が生じる．その結果，容易に解離反応を生じ，スイッチング（人格交代）といった自我の分裂につながっていく．マルトリにおいては，反復性のトラウマという自分のなかに統合できないつらい体験に対して，容易に解離による防衛が働き，その記憶を意識から切り離す．その切り離された記憶が核になって，別の人格が育ちはじめるのである．強調しておきたいのは，状況に応じて自分のなかにいくつかのパーツが存在すること自体は，健常人においてまったく普通である，ということだ．われわれ自身も，仕事中のときと家庭でくつろいでいるときでは顔が変わる．しかしながら各パーツの間に記憶がつながっていれば，問題は生じない．

　自我状態（ego state）という用語について説明が必要であろう．人間の行動には一定のパターンがある．環境に適応するための行動パターンとその元の経験とが連結したものを自我状態とよぶのである．Watkins らは，適応的な自我状態には境界線に透過性（記憶のつながり）があるが，トラウマ起源の自我状態の場合は境界が硬く透過性がないことを指摘した[1]．通常の自我状態と，トラウマ起源の自我状態とが自由にアクセスできない場合が，透過性がない状態である．自我状態が形成されるタイミングにはさまざまなレベルがあるが，治療の対象となるような多重人格は，強いトラウマに個人が対処できないときに，解離によってその記憶を切り離し，切り離された記憶がその記憶を抱えたままパーツとして脳の中に保持され，他の記憶から切り離されることによって生じるものである．

自我状態療法の概要

　自我状態療法は Watkins らが自我状態モデルを，臨床催眠のなかに取り入れたのがはじまりである．催眠下で解離障壁が溶け，パーツに出会うことができる．だが，それだけでは治療にならない．パーツの抱えるトラウマ治療を行って，はじめて治療が成立をする．その後眼球運動による脱感作と再処理法（EMDR）を組み合わせた技法が開発され，多重人格の安全な治療が可能になったのである[2]．自我状態療法の目的は，自我状態同士の差異を認め，互恵性と協働性を尊重しながらおのおのの記憶をつなぐことである．いいかえると，複数の自我状態で構成される内的システムが良好に機能できることが目的である．基本的な流れを表 1 に記す．

　具体的な治療の手技を説明する．最初にクライエントの身体の安全感がある場所を特定し，イメージでその部位に，芝生の公園とそのなかの小さな家を思い浮かべてもらう．イメージのなかでその家の中に入って，地下室に通じる階段を探す．地下室への階段が見つかったら，ゆっくりとその階段を降り，地下室の扉を開ける．地下室において，さまざまな自我状態に会い，自我状態と交渉をしたり，トラウマ処理を行う．その後，お礼をいって地下室を後にして，再び階段を上り戻ってくる，というのがスタンダードなやり方である．筆者は徐々に，次に述べる簡易版の自我状態療法をおもに用いるようになった．その理由は，スタンダードな方法では，地下室に行くときに時間がかかりすぎるのである．

　自我状態に会う場所をきちんと設定することが非常に重要であることはよく理解できる．地下室に降りるというイメージ操作を通して，徐々に深い催眠に誘導し，その催眠下で自我状態に会うというのが Watkins らのつくり上げた自我状態療法の技法であった．しかし多重人格をつくるぐらいに重症の解離がある場合，このような時間と手間をかけた催眠誘導を行わなくともパーツに会うことができる．また逆に，このような深催眠に誘導することは臨床催眠に精通している治療者でない限り危なくはないだろうか．さらに，時間をかけて下に降りていくというパーツとの交渉の場をつくってしまうと，治療の場以外でパーツにアクセスすることが逆に難しくなる可能性がある．そうすると，治療者としても，パーツの統合を目指しがちになるのではないだろうか．パーツの統合は治療上必要ない．むしろ無理な統合は避けるべきである．なぜなら，せっかく解離能力を磨き上げ，その力を用いて何とか生き伸びてきたクライエントに対し，解離する能力を取り上げてしまったら，治療効果以上の副作用が起きる可能性があるからである．

　筆者は簡易版の自我状態療法を自らつくり出すことになった[3]．そのうえで組み合わせやすいトラウマ処理が，筆者が開発した TS プロトコールである．TS プロトコールは**本章 D　TS プロトコール（p.99-104）**に詳述する．

表 1	自我状態療法の概要
1.	自我状態にアクセスする
2.	自己と内的システムについて理解する
3.	自我状態間で話し合いや交渉を行う
4.	それぞれの欲求を満たす
5.	自我状態間に平和をもたらす
6.	トラウマ処理を実施する

TS 自我状態療法

一般的な自我状態療法と異なることは，地下に行かないこと，つまり催眠を用いないこと，また治療目標を人格相互のコミュニケーションにおいて，統合を目指さないことである．簡易版自我状態療法である TS 自我状態療法の流れを説明する．

TS 自我状態療法
（現代ビジネスチャンネル
【講談社】YouTube）

①イメージの家を身体の安心感のある部位につくる

身体のもっとも安全感を感じる場所の上に緑の芝生の公園が広がっているとイメージしてもらい，そこに立つ小さな家をイメージしてもらう．ここまではスタンダードなやり方と同じである．

②家の中に入り，パーツに集まってもらう

家の扉を開けるとそこに小さな部屋がある．ここはクライエントのこころの部屋なので，そこにいろいろな好きなものをもち込んでもらう．そしてその部屋の中で「みんな集まれ！」とよびかけ，パーツに集まってもらう．もちろんここで全員が出てこない場合もしばしばある．たとえば，部屋の奥に鍵のかかった場所があって，そこに隠れているパーツがいたとしても，それはそれでよい．

③パーツを確認する

それぞれのパーツの年齢と性別，名前を確認する．名前がわからない場合にはこちらから提案することもある．

④心理教育を行う

集まったパーツ全員への心理教育を行う．みんな大事な仲間であることを告げ，つらい記憶を抱えてそれぞれのパーツが生まれたことを説明する．どのパーツも，生まれることが必要であったからこそ生まれたのである．みんな平和共存，いらないパーツなど一人もいないし，消える必要もないことを説明する．この「平和共存，みんな大切な仲間」というメッセージが一番大事なキーワードになる．

⑤幼い子からトラウマ処理を行う

次に，年齢の一番低い子どもにアクセスして，つらかった記憶に対してトラウマ処理を実施する．なぜ最年少から行うのか？　多重人格生成の病理を思い起こしてほしい．最年少の部分人格が 4 歳とすると，その年齢において主人格が，記憶に保持できない大きなトラウマに遭遇したことを意味する．4 歳のパーツは，主人格に代わってそのつらい記憶を保持し続けているのである．だからこそ，そのパーツへの感謝が必要になるのである．筆者はパーツのトラウマ処理として，TSプロトコールによる簡易処理法をもっぱら用いている．幼い子どものパーツを膝に乗せて，主人格に，イメージのなかでパーツへのトラウマ処理を実施してもらう．最初の回はこの幼い子へのトラウマ処理だけで終わる．

⑥主人格へのトラウマ処理

最後に「みんなでやるよ」と声をかけ，主人格に 4 セットのトラウマ処理を実施する．

⑦平和共存の確認

処理が終わったら，パーツの全員が互いに尊重し合い，記憶をつなぎ合うことを約束し帰ってくる．

　この簡易法の長所は，短時間にできることである．筆者は一般再来のなかで行っているが，10 分から 15 分もあれば一つのセッションができる．おのおののトラウマ処理は何度にも分けて行うほうが安全である．2 回目のターゲットは暴力人格とすることが多い．その理由は，暴力的なパーツとは，加害者を取り込んだパーツであり，実はクライエントの守り手であるにもかかわらず，加害者との類似性，さらに暴力性のゆえに他のパーツから忌避されていることが多いからである．暴力人格がクライエントを守ってきたことに対し，全パーツが感謝し，暴力的なパーツが他のパーツとの間に記憶をつなぐことができるようになれば，治療は大きく進む．

　全パーツの記憶がつながれば，人格の統合は必要ない．皆でわいわいと相談をしながら生きていけばよく，適材適所で各パーツが得意とすることに対処してもらうことにより，むしろ高い能力を発揮したりする．

　こうして実際に自我状態療法を行ってみると，自我状態療法という特殊な治療技法が必要なのは 4〜5 セッションであることが多い．後は，「皆で話し合って決めてね」とクライエントに任せてしまい，パーツ間で意見の相違や，トラブルがあったときにだけ，再度自我状態療法を行って，パーツ間の調整を行うようにしており，またそれで十分である．

● Case　主人格のほかに 4 人格のあった 11 歳男児 ●

【症例】初診時 11 歳男児，ジロ

　両親はジロが 3 歳で離婚している．ジロは，きちんとした養育を受けずにネグレクト状態のなかで育った．母親は知的ハンディがあり，多くの子どもを産んでいる．0 歳でネグレクトのために保護され，乳児院に入所した．その後，2 歳を過ぎて，児童養護施設に移行した．7 歳のとき，母親が再婚し，家庭に引き取りになった．しかし数か月後には，義父からの身体的虐待のために一時保護された．その後，家庭の状況に改善がみられたわけではなかったが，不思議なことに一時保護から 4 か月後，再び家庭に戻った．しかし義父から母親への DV が続き，母親は母子生活支援施設にジロらとともに入所したが，ネグレクト状態が続き，学校にも通えなかった．そのようななかで新たな子どもが生まれるときに，児童養護施設に短期入所の予定で保護された．出産後，ジロが帰宅を拒んだため，そのまま施設で暮らすことになった．その後，イライラが続き，スタッフや学校の教師への暴力が頻発したため，児童精神科に入院し 3 か月間の治療を受けた．暴力は治まったが，イライラが続くためトラウマの治療目的で，筆者の外来を受診した．初診の時点で記憶の断裂や著しい健忘が認められた．

　処方を漢方薬（柴胡桂枝湯 6 錠）と極少量の向精神薬（炭酸リチウム 1 mg，リスペリドン 0.5 mg，レンボレキサント 2.5 mg）に切り替え，TSプロトコールによる簡易型トラウマ処理を開始した．TSプロトコールによる治療は速やかに進み，開始後 4 か月頃には，イライラは軽減し，フラッシュバックは軽くなったと述べるようになった．ま

た自分が父親や母親によく似た人をみると，不安になって施設で荒れてしまうという気づきも述べられるようになった．

　治療開始後7か月が経過した頃から，ジロは寮でときどき暴れるようになった．後で謝罪するが，もう暴れないという約束が守られないという．保護から家庭に戻されたというのが過去のこの時期だったという．ジロの面接では，自分が何人かいる感じと，自己分裂感を訴えた．

　そこで自我状態療法を実施した．すると，主人格以外に4人格が現れた．3歳のヒイ，4歳のユウ，6歳のタルト，12歳の暴れる子，マルオである．全員男の子という．

　最初に，最年少のヒイを膝に抱き，鎖骨下部への2セットの簡易型トラウマ処理を行った．最初ヒイはすごく怖い顔をしていたというが，この1回のトラウマ処理でニコニコとするように変わったという．2回目，暴れる子マルオに対し，一緒にパルサー（本章D　TSプロトコール（p.99-104）で詳述）を用いた簡易型トラウマ処理を実施した．実際にはジロにマルオと一緒にやってとお願いをして腹，鎖骨下部，頭の3つの部位にパルサーを当て，左右交互刺激と深呼吸を行った．その後も1回だけ，ゴミ箱を蹴るというエピソードがあった．その次の外来では，全員一緒にやるよと声をかけてパルサーを用いた簡易型処理を行った．

　その後，ジロが暴力的に暴れることはほぼなくなった．フラッシュバックはないというので，漢方薬を中止し，リスペリドン0.3 mgとメラトニン1.5 mgの服用のみになった．外来の受診は続けているが，比較的安定した生活を送れている．

　子どもといえども，特に社会的養護下で暮らす子どもの場合は，さまざまな大変な体験をしてきており，多重人格を生じることは決してまれではない．

それ以外の活用

お稲荷さま自我状態療法

　イメージの家の中に怖くて入れないという人がときどき存在する．そのほとんどは，誰にも打ち明けたことがなかった性被害を家の中で受けたという人である．こんなときに実施するのが「お稲荷さま自我状態療法」である．家ではなく，稲荷のお社を緑の公園の上につくり，あたりは木々に覆われていて，鳥居を建て，鳥居とお社との間に結界を張って，そこを安全な場所と定める．そのうえで，「皆出てきて」を行う．

　なぜ稲荷なのか．お稲荷さまは「稲が成る」に通じ，おそらく本来は豊穣神なのだと思われる．日本は昔から母系社会で，天照大神をはじめ主神は女性であった．それが応仁の乱以後の混乱や武家社会の台頭による男性優位社会になるなかで，（暴力的な）男性神を主流にするという変化が起こったのではないか．一方，その代償として稲荷信仰が農村を中心に生き残っていったのではないだろうか．玉藻稲荷の「九尾の狐」など，多重人格そのものではある．稲荷信仰は沖縄地方のマブイにも通じるのではないかと思う．

　筆者はさらに，こうした家に入れない人，まさに守られる場所がどこにもない女性に対して，守り手を送り込むというアクロバティックな治療を行ってきた．せっかくお稲荷さまの結界のなかに住んでいるのだから，そこに神様の白い狐に登場してもらい，いろいろなアドバイスなどを狐から授けてもらうようにする．白い神様の狐は予想以上にもちがよくクライエントを支えてくれる．

自我状態療法の解離性同一症治療以外の活用

● リソースに会いに行く

これは解離性同一症以外の患者にも，あるいは治療者自身にも活用が可能な技法である．スタンダードなやり方で地下室に行き，そこで，リソースである自我状態に出会い，クライエントが現在困っている問題を尋ね，リソースとしての自我状態からアドバイスをもらう．こうして出会ったリソースは，うすうす気づいていて言語化ができずにいるような問題やその解決方法について，実に的確なアドバイスをしてくれる．

● 喪の作業

これは筆者が試行的に行っている応用である．急に大切な人を失って悲嘆反応が生じている人，つまり喪の作業が必要なクライエントに対して，自我状態療法を用いて，死者に会いにいく．

具体的には，自我状態療法を実施し，地下室まで行く．地下室の中で，死者をよび出す．そこで出てきた死者とコミュニケーションを取ってもらう．そして 1 階に戻った後，最後に 4 セットのトラウマ処理を行って終了にする．これまでの筆者の試みでは，それぞれによい結果が得られている．

自我状態療法を実施していくうえで必要な姿勢とは，こころというものへの信頼である．

他のパーツから嫌われまくっている暴力的なパーツといえども主人格を助けるために生み出されており，どのパーツも大切な兄弟姉妹である．こころの働きが生み出したものに，無意味なものは 1 つもない．個々のパーツに主人格がそして治療者が，深い感謝と敬意と信頼とをもち続けることこそ，凄惨な心的外傷体験を有するクライエントの治療を進めていくのに必要な基盤である．

● 引用文献

1） Watkins JG, et al. : Ego states-theory and therapy. W W Norton & Co Inc, New York, 1997
2） Paulsen S : Looking Through the Eyes of Trauma and Dissociation-Ar. Illustrated Guide for EMDR Therapists and Clients. Charlston, Booksurge Publiishing, 2009〔新井陽子，他（監修），黒川由美（訳）：図解臨床ガイド トラウマと解離症状の治療―EMDR を活用した新しい自我状態療法．東京書籍，2012〕
3） 杉山登志郎：自我状態療法．精神療法 46：19-23，2020

● 参考文献

・杉山登志郎：トラウマ「こころの傷」をどう癒やすか．講談社現代新書，2024

（杉山登志郎）

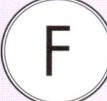 TFT（思考場療法）

POINT

- 短くシンプルな非言語的手順で，効果が速く，子どもから高齢者まで適用可能．
- 他の療法に組み込みやすく，セルフケアでも使用できる．
- 有害事象は報告されておらず，一定のエビデンスがあり，トラウマはじめさまざまな症状への改善効果が確認されている．

はじめに

　思考場療法（Thought Field Therapy : TFT）は，1970年代の終わりから臨床心理士であるロジャー・キャラハン博士が研究をはじめ，体系化していった．キャラハンはアルバート・エリスとともに論理療法の臨床と研究に従事していたが，認知や言語レベルでは制御が困難なネガティブな感情を解消する方法として TFT にたどりついた．その後，米国ではエネルギー心理学という分野に発展し，エビデンスを重ねている．

治療の目的

　ある出来事や事柄に意識を向けるとき，TFT では「その思考場にチューニングしている」と表現する．その思考場にトラウマや不安などのストレスがあれば，ネガティブな感情が表出したり，症状が発現する．それに対して，**TFT は鍼のツボを指でタッピングして刺激することで，不安，恐怖，トラウマ反応，喪失感，怒りやアタッチメント形成不全から起きるネガティブな感情やパニック，強迫，うつ，身体的疼痛，依存的衝動などの症状を緩和または消失させる**．

TFT の特徴

　TFT は，以下の点が特徴である．
- 短くシンプルな非言語的手順で効果が速い．
- 他のアプローチに組み込むことが容易である．
- さまざまな症状に適用できる．
- 有害事象は報告されていない．
- セルフケアとして家庭でも用いることができる．

・一定のエビデンスが出ている.

短くシンプルな非言語的手順で効果が速い

出来事や対象に関連する不快感が起こっている状態で, 鍼のツボを指でタッピングするというシンプルで非言語的な手順なため, 幼い子どもから高齢者, さらには動物にも言語や文化にかかわりなく使用することができる. 手順には柔軟性があり, 年齢に応じてさらにシンプル化して行うことができる. また, 効果発現も速く, 記憶はそのままでも, 不快感や症状を数分で, 「心のとげ抜き」と表現されるように緩和または消失させる.

他のアプローチに組み込むことが容易である

TFT は手順が短いため, 他のアプローチに組み入れて行うことが容易である. 特に, 認知行動療法や心理教育などトップダウンの言語的なアプローチのなかで TFT のボトムアップの情動調整を用いることで相乗効果となり, 効率的に改善が進むと考える. また, カウンセリングのなかでスポット的に用いることもできるため, 導入することで臨床のスタイルを大きく変える必要はなく, 子どもの場合は遊びのなかに取り入れることもできる.

さまざまな症状に適用できる

クライエント本人が問題や苦痛に感じることを受け止めてそのまま焦点化できるため, 本人の気持ちに寄り添い, 治療抵抗を減らすことができる. また, 不安や恐怖, 怒りなどトラウマ体験を想起すると起こる症状に適用できるだけでなく, 身体的疼痛やパフォーマンスの改善など, トラウマ体験に間接的でも関連しているような問題にも幅広く使用できるため, アプローチの仕方をさまざまに工夫できる.

有害事象は報告されていない

1,000 名以上が参加したツボをタッピングするプロトコルの臨床試験のレビューでは, 「有害事象」が報告されておらず[1], 副作用はほとんどないと考える. 小児期に性的虐待を受けたサバイバーの治療にタッピングを用いる療法士を対象とした調査では, 回答者がこのアプローチを好むのは, 「非侵襲的な方法でトラウマを和らげ, 再トラウマ化の可能性を少なくする」ことができるからだと報告している[2].

セルフケアとして家庭でも用いることができる

タッピングは自分で行うことが基本であり, セルフケアとして子ども自身も学べる. 子どもの年齢に応じて養育者が行うこともできるため, 子ども本人が治療の場に来られなくても, 養育者が覚えて家庭で行うこともできる. それが家族のケアにもつながり, また, 養育者が子どもに手当てを行えるという機会があることで, 養育者と子どものコミュニケーションや愛着関係の改善のツールとしても用いることができる. さらに, 施療者のセルフケアとしても有用である.

一定のエビデンスが出ている

Sakai らの孤児 50 名を対象に行った PTSD の研究では, 1 回の TFT セッションで, フラッシュバック, 悪夢, 夜尿, 抑うつ, 孤立, 集中困難, 落ち着きのなさ, 攻撃性

などの症状に顕著な改善がみられ，その効果は1年後のフォローアップでも続いていた[3]．また，専門家でない人が研修を受けて，PTSD治療を行ったメタ分析では，トラウマフォーカスト認知行動療法や対人関係療法とともにもっとも効果の高い療法の1つとして報告されており，療法そのものの有効さと研修期間の短さが示されている[4]．作用機序はまだ明らかではないが，トラウマ感情を含む思考場に意識が向けられると，ネガティブな感情が活性化し，ツボの刺激が脳に不活性化の信号を送ることでストレス反応の除去に寄与していると思われている[5]．

基本的な進め方

TFTは，原因診断とよばれる筋テストを用いた手法により導き出された個別の問題に合ったタッピングの順番をキャラハンが統計処理し，確率の高いパターンを各症状別にアルゴリズムとしてまとめ，症状に応じてすぐに使えるよう体系化されている[6]．

トラウマにかかわる体験や人物を想起することで起こる恐怖や不安，悲しみ，怒りなどの不快感を苦痛の主観的単位（SUD：subjective unit of distress）を使って0点が「まったく不快なし」，10点が「もっとも不快」として評価してもらう．その出来事について語らなくても，その場面を詳細に思い出さなくても身体感覚や感情的な不快が感じられる程度に意識を向けながら，一連のタッピング手順を行う．

トラウマのアルゴリズム[7]

1) 焦点となる出来事や相手，事柄のことを考えてもらう（チューニング）．
  チューニング：ネガティブな気持ちや出来事　「怖い」「○○のことを考えるといやな感じがある」「むかつく」など．

2) SUDを点数で評価する，または子ども用の元気のチャート図（図1，上に行くほど笑顔になる）[8]を示してもらう．

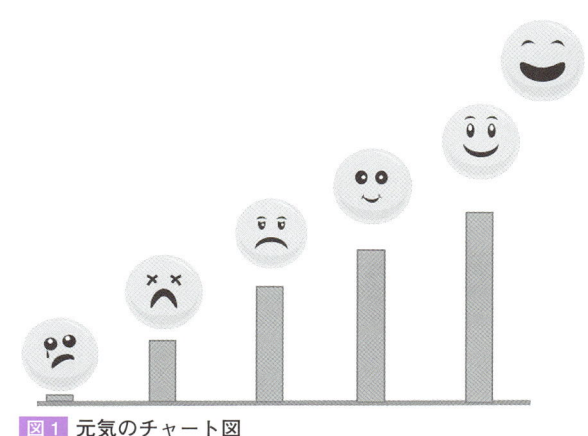

図1 元気のチャート図
〔森川綾女（編）：TFTアルゴリズムレベルマニュアル．第5版，TFTセンタージャパン，20，2024より改変〕

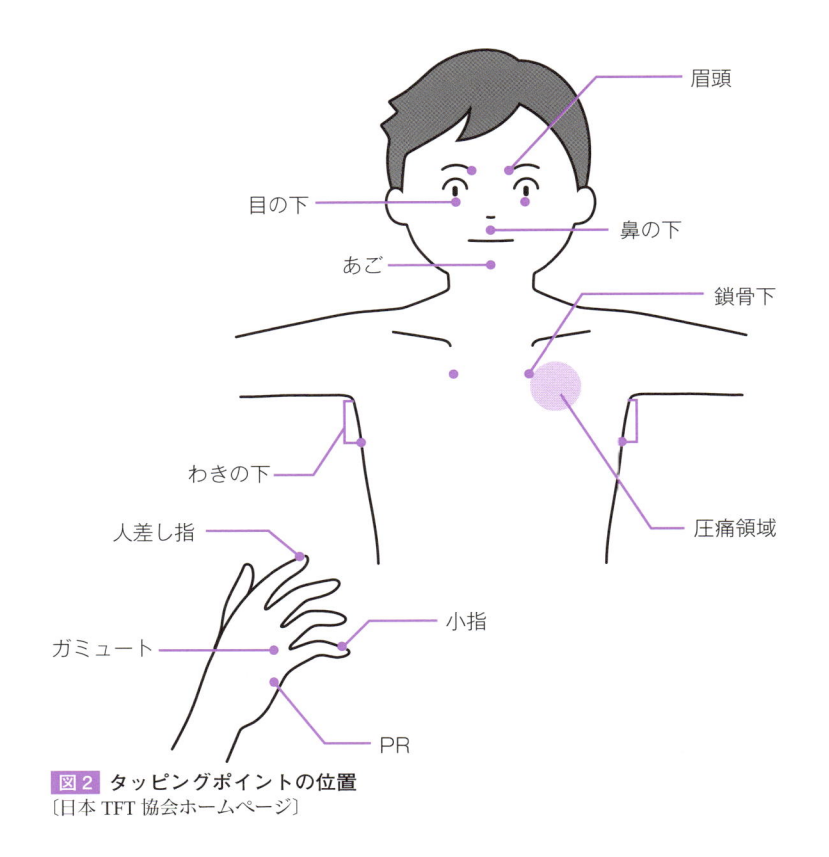

図2 タッピングポイントの位置
〔日本 TFT 協会ホームページ〕

3)心理的逆転(PR：psychological reversal)の修正：(図 2)[9]
　PRポイント(手のひら横の真ん中あたり)を 10 回ほどタッピング.

4)トラウマのレシピ：「眉頭→目の下→腋の下→鎖骨下」(片側または両側)を各 5 回ずつタッピング(図 2).

トラウマのレシピ

　9 g(ナインジー)：手の甲のガミュートポイント(小指と薬指の間)を各 5 回ずつタッピングしながら.

　①目を開けて
　②目を閉じて
　③目を開けて視線だけ右斜め下
　④視線だけ左斜め下
　⑤視線だけぐるっと大きく回す
　⑥反対周りにぐるっと大きく回す
　⑦メロディー(鼻歌)をハミング
　⑧数を 1 から 5 まで数えて
　⑨メロディー(鼻歌)をハミング

　トラウマのレシピを繰り返す：「眉頭→目の下→腋の下→鎖骨下」を各 5 回ずつタッピング.

5）アイロール：最後にガミュートポイントをタッピングしながら，視線だけ床から天井まで 10 秒くらいでゆっくり上げていく．

　手順の後，不快感を点数または元気のチャート図で再評価してもらう．改善がない，または，改善が不十分であれば，2）〜4）の手順をもう 1〜2 巡繰り返して，再度評価してもらう．

　それでも改善がない場合には，問題へのチューニングの仕方を変えたり，鎖骨呼吸法を用いたりする．

　数分での介入となるため，ことばによる面接や心理教育のなかで用いることもでき，他の心理療法と組み合わせて用いることも可能である．臨床のどの場面でも取り入れることができ，症状別にパターン化されたいくつかの手順は書籍以外にもホームページ，YouTube，LINE 等で動画を見ながら行えるよう公開しているため，その後も家族でセルフケアに用いてもらう．

　臨床で子どもに使用する場合，SUD で点数化しなくても，なにげない会話のなかや遊びのなかでトラウマに関連しているかもしれない恐怖や不安状態にあるようなときや気持ちが不安定になっているときに，リラクセーション・エクササイズのように行う工夫もできる．施療者や家族が信頼関係のなかでクライエントにタッピングしてあげることも可能である．

　9 g 部分など，煩雑に感じてやりにくい場合や何らかの理由で手順がそのまま行えない部分は省略して行う．

> ### 実践のヒント
> クライエント本人が拒否をしなければ，特に禁忌はない．タッピングを好まなければ，ツボを押すように刺激することもできる．

心理的逆転

　心理的逆転（PR）は，身体のエネルギーの流れが滞っていたり，何かに妨げられていたりして，治癒の方向に向かっていない，準備ができていない状態をさす．

　PR の状態にあると，治療の効果が現れにくかったり，一度症状が消失しても再発したりということがまれに起こる．治療や変化に対する抵抗も含め，改善に向かうためのブロックを外す最初の準備として PRタッピングが用いられている．

　また，PRポイントのタッピングは単独でも用いることができ，集中したいときや落ち着きたいとき，苦手なことを行うときに改善できるポイントであるため，子どもにはパフォーマンスを上げる方法として紹介できる便利でシンプルな方法である．なお，神経発達症（発達障害）にも用いられる代表的なツボでもある．

　トラウマへの直接的な想起が難しい場合には，ポジティブなゴールを意識させるなかで，それに向かうための PR を修正する，すなわちブロックをはずす方法もある．たとえば，「元気になっている」「落ち着いている」など，自分のポジティブな姿を現在

形で言語化してもらい，それに向かうためのブロックをはずす方法として以下のとおり，4つの PR を修正する．必要に応じて，以下の①〜④のパターンを3巡ほど繰り返して行う．

4PRs[10]

4PRs

チューニング：ポジティブなゴール「元気になっています」「落ち着いています」「友だちと楽しく遊んでいます」など

① PRポイントを 10 回ほどタッピング
②鼻の下を 10 回ほどタッピング
③あごを 10 回ほどタッピング
④鎖骨下（できれば左右両側）を 10 回ほどタッピング

アタッチメントの問題

　家庭内でのトラウマ体験がある場合には，必ずといってもよいほど併存するのがアタッチメントの問題である．子どもの場合は，トラウマよりも先にアタッチメント形成不全から起こる気持ちを扱ったほうがよいのではないかと思うケースも多々ある．
　漢方医学では補瀉（ほしゃ）といわれ，足りない氣は補い，過剰な氣は瀉する．すなわちアタッチメントを求めるエネルギーを補い，トラウマのネガティブなエネルギーを排出させる．TFT でも同じような使い方をしている．
　クライエントのさみしい，自分のことを見てくれない，誰もわかってくれないなどの気持ちに対して，施療者がクライエントのがんばりをねぎらうなかで，クライエントが自分自身を大切にする，自分はがんばっているんだとねぎらいながら，自分の心をあたためるために TFT を用いることができる．

簡単な手順は，圧痛領域をさすって心をあたためる．
圧痛領域は通常は左側のみでよいが，両側行ってもよい．

チューニング：「がんばっている自分」「さみしい自分」「わかってもらえない自分」など

圧痛領域（両側）を 10〜30 回くらい，クライエント自身がよいと思えるまでさする．

● Case　不登校からの回復事例 ●

【症例】15 歳（中学 3 年生）男子，A
【主訴】首や顎関節の違和感．
【家族構成】父親（会社経営者），母親（専業主婦），弟（小学校 6 年生）と A の 4 人家族．

相談に至る経緯

　A は小学校から成績もよくクラス代表をつとめる優等生だったが，中学受験で第1志望に合格できず，地元の公立中学に進学．入学して間もなく友だちと一緒に校庭で

放尿したり，校舎に落書きしたりして，学校から叱責を受けることとなった．それからは目立った問題行動はなくなったが，中2に入って成績が落ちはじめ，担任から些細なことで叱責を受けたりするようになると首や身体の痛みを訴えるようになり，朝起きられなくなり，次第に不登校になっていった．整形外科や整体でも少し楽になる程度で，養護教諭からの勧めで心療内科に行ったが，母親が担当医に自分の育て方を批判されたことで怒り，転院させられ，当センターにカウンセリングを求めてきた．母親の主訴は「不登校の改善」．

第1回セッション

Aはカウンセリングにあまり乗り気ではなく，質問には答えるが，自分からはあまり話そうとしない．Aは鍼灸を経験しているため，ツボには理解を示し，主訴である首や顎関節の違和感に疼痛のタッピングや鎖骨呼吸法を行ったところ，SUDが8点から2点に落ちて軽くなったことに驚き興味をもってくれたためセルフケアを伝えた．

第2回セッション

身体が少し楽になり，睡眠が改善されたことで，2回目からは少し話をしてくれるようになった．ある日，身体の中でパチンと音がして，その日から呆然としている．強いいじめがあったとか，学校に行きたくないわけでもないが，朝起きられなくなった．自分のなかにずっと立ち尽くしている自分がいる．圧痛領域をさすって立ち尽くしている自我状態をあたためてみると，「ありがとう」ということばが返ってきたといった．その後，自分の中のもっと幼い自我状態もいいたいことがいえないとか，さみしさを抱えていることがわかり，みんなを圧痛領域であたためると身体もあたたかくなったといった．

手洗いや確認の強迫症状もあるため，そのタッピング方法も伝えて家で実践してもらった．

母親には，Aの未来のために自立と自律を目指すことを共通のゴールとして合意してもらい，Aが自分の期待通りにならない不安にはタッピングで対処してもらうことで，叱責したり，小言をいわないで見守っていただくことにした．

第3〜7回セッション

首や顎関節の緊張感がやわらいだことで，肩や背中の違和感にも気づき，そこにチューニングしていくと，学校の先生との出来事や中学受験の失敗，父親からの叱責（身体的暴力）部分など，トラウマ的な出来事に耐えている気持ちが出てきた．トラウマや恥，恐怖，怒りのタッピングでつらさをずっと抱えてきた部分を卒業してもらったところ，身体症状は80％ほど消失した．

母親には自分の行動を否定され，学校では叱られたり，友だちにからかわれることで，人の顔色を過剰にうかがい，恥をかかないようにしてくれている部分がいると教えてくれた．それがひきこもりにつながってるようで，恥のタッピングで気持ちをやわらげ，その部分に守り方を変えてもらうよう成長してもらった．

第8回セッション

過去や現在のネガティブな感情を卒業し，家を出て学校に向かい保健室に行くイメージや友だちに会うイメージをしながら，4PRsの修正でポジティブなゴールに向かうブロックを減らした．登校する当日にもセルフケアしてもらい，8か月ぶりに登校することができた．

その後は，他の生徒とどのように接したらよいかについて，心理教育を取り入れながらTFTで不安に対処しながら学校生活に慣れていった．

保健室登校のまま卒業したが，通信制の高校に入学し，通えるようになった．

● 引用文献

1) Church D : Clinical EFT as an evidence-based practice for the treatment of psychological and physio-logical conditions. Psychology 4 : 645-654, 2013

2) Schulz P : Integrating Energy Psychology into treatment for adult survivors of childhood sexual abuse. Energy Psychology : Theory, Research, and Treatment 1 : 15-22, 2009

3) Sakai CE, et al. : Treatment of PTSD in Rwandan child genocide survivors using thought field therapy. Int J Emerg Ment Health 12 : 41-49, 2010

4) Connolly MS, et al. : Mental health interventions by lay counsellors : a systematic review and me-ta-analysis. B ull World Health Organ 99 : 572-582, 2021

5) Feinstein D : Acupoint stimulation in treating psychological disorders : Evidence of efficacy. Review of General Psychology 16 : 364-380, 2012

6) Callahan RJ : Tapping the healer within. Contemporary Books, Chicago, 2001〔穂積由利子(訳)： TFT 思考場療法入門—タッピングで不安，うつ，恐怖症を取り除く．春秋社，2001〕

7) つぼトントン TFT (思考場療法) (動画)　https://youtu.be/5jbxeBHtEoQ

8) 森川綾女(編)： TFTアルゴリズムレベルマニュアル．第5版，TFTセンタージャパン，2024

9) 日本 TFT 協会ホームページ

10) TFT 自分の行きたい方向へ進むための4つのつぼ(動画)　https://youtu.be/EtQ_3EP1sYI

（森川綾女）

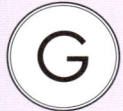 ホログラフィートーク

POINT

- 子どもの回復は家族の支援と機能の質に結びついている.
- トラウマの影響を理解していない,あるいは問題を抱えた養育者は子どもの回復の弊害となる可能性がある.
- 子どもの回復を促すためにはトラウマインフォームド・ケアの観点からも養育者の先行・並行面接が必要である.

はじめに

　虐待やネグレクトを含む小児期のトラウマは,おそらく最も重要な公衆衛生上の課題であるが,適切な予防と介入によって解決される可能性がある[1].小児期の心的外傷ストレスの治療に用いられるさまざまな心理療法的アプローチのうち,どの治療法を選択するかは,トラウマの種類,子どもの発達レベル,支援システムの利用可能性,地域社会や精神保健資源の利用しやすさなどによって異なる[2].筆者が考案したホログラフィートークという技法は,おもに成人に使うことを想定したものだが,本項では養育者の先行/並行面接を交えつつそれをどのように子どものトラウマ治療に利用しうるかを解説したい.

子どものトラウマ治療において大切なこと

　子どもは家族のなかに組み込まれており,その幸福は家族の支援と機能の質に結びついている.これは特にトラウマに曝された子どもに当てはまる.養育者の反応,養育者と子どもの関係,家族の支援は,トラウマ曝露後の子どもの機能に大きな影響を与えるからだ.トラウマ性ストレス反応の性質をみても,トラウマを経験した子どもの保護因子および/または危険因子としての家族の役割の重要性は強調されてよいだろう.トラウマに曝露した子どもの適応に関連する家族機能には,危険からの保護,平常心,支援等が含まれる[3].

　子どもの回復を助けるためには,養育者が,①子どものトリガーを特定し,それを避ける,②精神的にも物理的にも対応可能な状態でいる,③子どもへの応答に専念し,過剰な反応をしない,④体罰を避ける,⑤子どもの行動を自分への「あてつけ」と受け取らない,⑥子どものことばを傾聴する,⑦子どものリラックスを援助する,⑧一貫性を保ち,予測不能な言動は慎む,⑨忍耐強く振舞う,⑩子どもの自己決定をある程

度許す，⑪子どもの自尊心を奨励する，などといったことが重要になる[4]．多くの養育者はそのような環境を提供したいと思っているだろうが，トラウマの影響を理解していない，あるいは養育者自身が問題を抱えている場合には，そのような望ましい環境を提供することが難しくなる可能性がある．聞き取りのなかで養育者に課題が見つかった場合には，後述するように養育者の先行または並行面接も行うことが必要となる．

ホログラフィートークとは

　　HT は，筆者が考案した心理療法である．HT はクライエント(Client，以下 CI)が抱える苦しみの原因を突き止め，それを処理し，CI の回復を援助する構造をもった技法である．分類としては軽催眠を使ったトランスワークや自我状態療法の一種といえる．多くの心理療法が，セラピスト(Therapist，以下 Th)から提供される教示や対話，訓練を通して認知や情緒そして行動などに変容や変化をもたらすかたちをとるが，HT では CI 自身が，自らが抱える感情や身体症状の意味を読み取り，解決し，癒すプロセスを行う．そこでは，Th は問題の軽減・解消を目指すプロセスを援助するガイドやコーチのような役割を担うことになる．CI が抱える問題を，それにまつわる感情や感覚・症状を起点として，起源となる問題の原因を突き止め，問題の解決を図って安定化を行い，リソースを獲得するというプロセスを 1 回のセッションのなかで行う．そして，そのプロセスを繰り返しながら，CI が抱える問題や症状，苦しみを軽減，解消し，CI の回復を援助していくかたちをとる．

ホログラフィートークの構造と特徴(図 1)

　　HT が治療目標としているのは，トラウマの処理と健全さの構築である．HT は 4 つのステップによって成り立っている．セッションのなかで根源となる過去のトラウマの発見と処理，境界の構築，健全な愛着の形成や基底欠損の解消を行い，健全な発達の基盤を整え，安定化により，情動耐性や反応調整の開発，自己肯定の感覚や自己共感の開発，重要領域での潜在能力の開花や，関係性の改善を図っていく．以下ステップごとのポイントをより具体的に紹介したい．

ステップ1：課題の決定と外在化

　　まず，CI とともにその日に扱う課題を決定する．課題は精神的な問題だけでなく，身体疾病や痛みなど，CI が抱える複雑な症状もその対象となりうる．

　　問題に対する感情や感覚(あるいは心理的逆転の根拠となる感情)，症状に意識を向け，深呼吸をしながらリラックスさせ，軽催眠状態に誘導する．ゆっくりと感情や症状に近づき，それを色や形にたとえて外在化していく．感情や感覚を，色や形にたとえて外在化することによって，感情や症状などの形態として特定しにくい対象との内的対話が可能となる．

　　さらにそれらがバウンダリー(自他との境界)の問題にかかわっていないかを確認

ホログラフィートーク

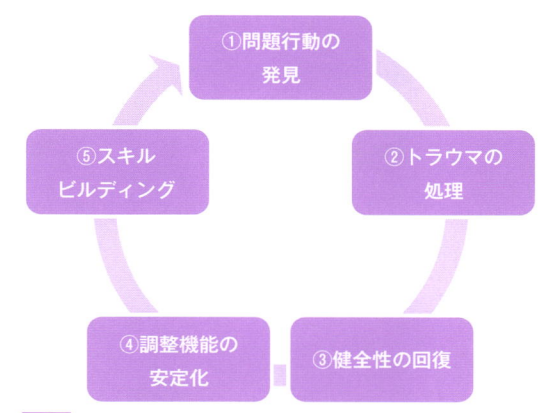

図1 ホログラフィートークのトラウマ治療モデル
①から④までをセッション内で行い，⑤で行動課題を与えてスキルビルディングを行う．①～⑤のステップを繰り返し行って，Cl の回復を図る．

し，バウンダリーの問題であると判明したら，それを処理して退行の準備を整える．

　外在化したものがバウンダリーの問題ではない場合には，外在化したものに気分を聞きとっていく．Cl によっては，自分のなかにある長年抑圧してきた形容しにくい感情に，この時点ではじめて気づくこともある．

ステップ2：問題の見極めと解消

　外在化したもの，あるいはバウンダリーの問題を処理した部分から退行の許可が出たら，退行誘導していく．Cl が感じていた感覚を起点に情動脳にアクセスすることによりトラウマ記憶への到達が可能となる．問題が発生した起源に退行し，その場面が現れたら，今の Cl が過去の Cl の気持ちを聞き，状況の説明をしてもらう．さらに過去の Cl の望みを聞き，望みを深く承認しながら，その望みに沿った解決を施していく．

　過去のトラウマを扱うときには，その事象が Cl の許容範囲内であること，および Cl と Th の双方が十分にコントロールできることが不可欠であるが[5]，軽催眠状態という安定した状態でトラウマ記憶を扱うため，過去の外傷的な場面に到達しても安定した意識で過去の自分を見つめやすく，過去の問題の理解とその解消が可能となる．

　トラウマによって生じた未完の行動は，Cl の精神エネルギーを消耗し，精神レベルを低下させ，それらが完了されるまで Cl を悩ませる傾向があるため[6]，過去の Cl の望みに応じた対処や処理を行って完遂することによる心的外傷性記憶の清算によって，心的外傷後ストレスの解決を図るのである[7]．

ステップ3：健全さの構築と安定化

　問題者の代わりとなる健全な人（々）を連れてきて，彼らに過去の Cl が望むような愛着行為や，尊重の行為，正しい行為を十分にしてもらう．これによって軽催眠状態の Cl は，過去の自身とともに，健全な人（々）から提供される愛着行為や尊重の行為を体感し，それを修正情動体験として記憶することができる．この修正情動体験による置換は，Cl のトラウマの感覚の解毒剤として働く[8]．さらに，不安定さや脆弱性をもつ Cl に対しては，次のセッションまでの期間を安定させるために，日常的にある刺激によって，安定感が再賦活されるような後催眠暗示を含んだ安定化の誘導を行う．そして，過去の Cl と健全な人々を今の Cl のなかに収める．健全化した過去の

Cl と健全な人々のイメージは，その後の行動課題として利用することも可能である．

　最初に外在化したものの変化を確認し，現在の気分を聞き，望みを聞いていく．この望みこそ，Cl の回復へのリハビリテーションのためのリソースとなる．それを聞き出し，最後にこの良好な状態の維持方法を聞いて，現実の世界に戻る．Cl が現実世界に戻ってきたら，感想を聞き，得られたリソースを実際の生活で行っていくための行動課題を決め，安定化のための簡単なエクササイズを提供し，その日のセッションを終了する．

　この一連のセッションを，Cl の状態に応じて複数回重ねていくことによって，Cl のストレスを軽減して安定させ，心的状態の底上げを行い，レジリエンスを向上させ，ライフスキルの獲得・向上を行いながら Cl の回復を促していく．回復は，多少のアップダウンを繰り返しながら，螺旋を描くように進んでいくものになる．また，状態悪化や，新たな問題の発生も問題解決の糸口として活用することができる．

　HT の治療モデルは，より効率的な Cl の精神行動の開発をどのように支援するかということを軸に構築される．したがって，治療の原則は，適応行動に必要なバランスの獲得を促進することを目標とし，そのバランスを乱しているものを課題として取り上げていく．通常のトラウマ治療は，一般的には Cl の安定化，トラウマの処理，リハビリテーションという3つの段階を順次進むようにするが[9]，HT はトラウマの処理から着手するかたちとなる．そして，それが安定的に行われるのは，HT が変性意識下で過去のトラウマを表出させるだけでなく，トラウマの処理と統合，そして安定化までを1回のセッションで行うからであり，常に Cl の安定した状態を保ちながら，回復を進めていくことが可能となる．

ホログラフィートークのメリットと限界

　HT のメリットとしては，①安全性が高い．使われる技法が誘導レベルなので，技法が習得しやすく，初学者でも効果をあげられる，②軽催眠であるため，Cl の意志を確認しやすく，Cl の意志を尊重し，逸脱したかたちになる恐れが少ない，③軽催眠状態なので，問題場面に戻っても Cl の意識は安定しており，誘導を得ながら過去の問題を解決していくため，フラッシュバックやパニックを起こしにくい，④幼年期の問題やいろいろな問題がつみ重なっているなど Cl の顕在意識では明確になりにくい問題の場面に到達できるため，問題の根本からの解決を図れる，⑤問題の起源に戻れるため，不可解な症状や困った感情・反応に対する理由が明確になり，Cl の理解や満足が高い，⑥通常は扱いが難しい衝動や行動化を焦点化して扱えるため，問題介入が可能となり，Cl の安定化を積極的に行える，⑦イメージのなかで適切な愛着行動を与え，体感させるため，愛着障害の解消に役立ち，そこから派生するさまざまな問題や影響を緩和・解消できる，⑧愛着の問題を解消する一次愛の対象は，セッションで出てきた健全な人々が担うため，治療者への強烈な投影，転移による妨げが起こりにくい，などがあげられる．

　限界としては，一定レベルのコミュニケーションが可能であることが前提となるた

め，コミュニケーションが十分にできない Cl への適用は難しい．利用可能な年齢は中学生以上，Cl によっては小学校高学年から利用が可能であるが，トラウマを受けた子どもは疲弊しており，長時間の集中や退行などが難しいなどの理由から，子どもに対しては，本書にあげられている TFT（本章 F，p.111-118）や TS プロトコール（本章 D，p.99-104）など短時間でトラウマを解消できる技法を用いるのが望ましい．

● Case 1　子どもへの加害衝動（母親の先行面接）●

【症例】40 代女性，A（母親）

【家族構成】夫・女児二人，長女（小学校高学年）は不登校

長女は学校でのトラブル後不登校．自宅では母親の A に対して反抗的で，A と口論になると家を飛び出し，家庭外でもいろいろ問題を起こすので，A は娘の首を絞めて殺してしまいたいほどの衝動にかられるところまで追い詰められている．

ステップ 1：娘への怒りのレベルは 10（最大）を超えている．怒りを外在化すると黒い塊が胸の中にある．それは怒っているが，諦めてもいる．

ステップ 2：その気持ちを起点に退行すると，小学 3 年生に戻った．両親が目の前で怒鳴りあって夫婦げんかをしている．過去の A は「けんかをやめてほしい．自分が何とかせねば」と焦りながら泣いている．両親のけんかの理由は父親のアルコール問題．会社でのストレスが原因となっている．

ステップ 3：父親の会社での問題を解消すると父親は穏やかになり，アルコールの問題も軽減．穏やかになった父親に過去の A をかわいがってもらったり，穏やかな団欒を過ごさせる．過去の A は安定した．

ステップ 4：最初に外在化した黒い塊は白く輝いている．白く輝く物からリソースを得て，現実に戻る．

A は，子どもへのストレスを扱ったはずが，思ってもみなかった展開だったので少し混乱していたが，娘のことを改めて考えてみても怒りはなくなり，本人の成長を待てる気持ちになっていたため，子どもに対するケアの重要点を再度心理教育して終了．

1 か月後の報告では A は安定した状態を維持できており，子どもも不登校は続いていたが，母親が適応的に対応するようになったため問題行動は減少．6 か月後に無事に学校への復帰を果たした．

● Case 2　ゲーム依存，怒りの爆発（母親の並行面接）●

【症例】B（児童）：10 代（小学校高学年）男児

【家族構成】父親・母親・妹の 4 人家族

【主訴】帰宅後すぐにゲームを取り憑かれたように行い，母親 C が止めようとすると切れて暴言を吐き，物を壊したりする．勉強にも身が入らず，成績も低下し，学校でも問題になってきている．

※ C（母親）：40 代女性 / 父親・母親・姉の 4 人家族

B のゲーム依存と怒りの爆発に，どうしてよいかわからず，イライラして B に強い口調で注意してしまうので，口論になり，B の反発行動をエスカレートさせてしまう．不安が強く，今後どうしたらよいかわからない．

母親 C への並行面接（全 5 回）

B に対するイライラや不安，対応へのストレスをターゲットに HT を行うと，C 自身の幼稚園や，小学校，中学校時代などでの葛藤を抱えた場面が出現，それぞれの問題を解消し，安定化させると C の B に対するストレスは下がり，B とのやり取りも落

ち着いてできるようになった.

児童 B への面接

　聞き取りの結果, B は学校で大変疲労して帰宅していることが判明. 学校での理由のわからないイライラや疲労から, 自宅に戻るとゲームを行うことしか考えられない状態に陥っていた. 学校でのストレスは, 前年前半に起こったいじめのトラウマの影響が継続していることが判明. いじめについて B は「もう終わったこと, 決着がついている」といったが(教師を交えて加害者と話し合いを行い, 加害者が謝罪し, 以降いじめはない), 身体反応は継続しており, イライラした気持ちを抱えたまま授業を受けているため授業にも集中できず, 授業が終わる頃にはかなり疲弊しており, 帰宅後その報酬としてゲームに没頭するようになっていた.

ストレス対応

　学校に行くと考えることにはストレス反応はなかったが, いじめのあった教室の前, 教室のなか, いじめのメンバーなどに強いストレス反応が出たので, そのストレスをキネシオロジーで解消. 問題の場所を考えてもストレス反応は出なくなり, 以前のように落ち着いて授業も受けられるようになった.

　1 年間のトラウマの影響で学習・成績に悪影響が出ていたため, その間の復習を家庭教師に行ってもらい, 筆者からも B の苦手感を解消して本人に合った学習方法のアドバイスをし, 母親にも支持的な見守りと声かけを行ってもらうと, 成績は順調に向上し, クラスの上位に入るようになり, 自尊心も回復した.

　結果的にゲームはほとんどしなくなり, 他のレクリエーションを楽しむように変化した. B は 5 回のセッションで精神的に安定し, 成績は向上し, 学校での問題もなくなったため終結.

トラウマからの回復を促すために

　トラウマとなる出来事の影響が, その人の人生や健康に永続的な影響を与えることがある. そのようなトラウマの体験は, 生涯を通じて個人の生物学や行動を変化させるが, こうした変化は, 対人関係や世代間関係にも影響を与える可能性がある[10]. 逆境的小児期体験(ACEs)の曝露が, 生涯にわたる健康への影響に強い関係があることを記述した国際的な文献も増加している[11].

　人がトラウマにどのように反応するかは複雑で, 本人自身の特質やさまざまな要因に左右され, その影響は, 本人を取り巻く保護要因や本人の回復力により軽減されることもあれば, 他の危険要因や脆弱性によりさらに悪化することもある. 冒頭でも述べたが, 子どものトラウマとその有害な影響を防ぐための最も重要な保護要因は, 子どもの生活に一貫した安全, 安定を提供する大人の存在である[12]. 安全で安定した養育者は, トラウマ体験の悪影響から子どもを守るための同調, 支援, 保護を提供でき, 安全で安定した養育関係は, 虐待の世代間伝達を効果的に断ち切ることができるからだ[13].

　トラウマから生じる心理的・感情的ダメージを, 元のように戻すことが難しくても, 長期的に有害な影響を及ぼす可能性を減らす努力が非常に重要である. そのためには, 心的外傷後ストレスの症状や関連する問題が起こったときに, できるだけ早く介入することである. 養育者として, 教育者として, カウンセラーとして, あるいは援助の専門家として, また社会の一員として, 私たちは皆, 子どもたちを危害から守

る責任がある．そして，万が一，子どもたちに危害が及んだとしても，私たちが，子どもたちの回復に支援が必要であることをいち早く認識し，必要な支援を提供するために，私たちの資源を総動員する責任があるのだ[14]．

　米国では，レジリエンスと癒しを促進する政策やプログラムを開発するために，コミュニティ自身が「トラウマインフォームド」になってきている[15]．わが国では，いまだに子どものトラウマや問題を解消しようとするとき，子どもだけにアプローチをしようとする傾向があるが，日本においても，諸外国が取りつつある包括的なケアシステムの開発が必要であろう．

● 引用文献

1）van der Kolk BA: The Developmental Impact of Childhood Trauma. In : Kirmayer LJ, et al.（eds），Understanding Trauma, Integrating Biological, Clinical, and Cultural Perspectives. Cambridge University Press, New York, 224-241, 2007

2）Weiss E, et al. : Childhood Traumatic Stress. In : Figley CR（ed），Encyclopedia of Trauma : An Interdisciplinary Guide. SAGE Publications, Lost Angels, 84-88, 2012

3）Kiser L, et al. : Family-based Treatment for Child Traumatic Stress. In : Figley CR（ed），Encyclopedia of Trauma : An Interdisciplinary Guide. SAGE Publications, Lost Angels, 84-88, 2012

4）Child Welfare Information Gateway. Parenting a Child Who Has Experienced Trauma. 2014　https://www.childwelfare.gov/pubPDFs/child-trauma.pdf（2024/8月参照）

5）Steele K, et al. : Treatment of Traumatic Memory : An Overview. In : Treating Trauma-Related Dissociation : A Practical, Integrative Approach. W. W. Norton & Company, New York, 419-435, 2017

6）van der Hart O, et al. : Promoting Adaptive Action General Treatment Principles, In : The Haunted Self : Structural Dissociation And the Treatment of Chronic Traumatization. W. W. Norton & Company, New York, 239-262, 2006

7）van der Hart O, et al. : Pierre Janet's treatment of posttraumatic stress, In : Craparo G,et al.（eds），Rediscovering Pierre Janet : Trauma, Dissociation, and a New Context for Psychoanalysis. Routledge, New York, 164-177, 2019

8）van der Kolk B : Filling in the Holes Creating Structures. In : The Body Keeps the Score : Brain, Mind, and Body in the Healing of Trauma. 298-310, Penguin Books, New York, 2015

9）ジュディス・L・ハーマン（著），中井久夫（訳）：心的外傷と回復．みすず書房，205-373，1999

10）Kimberg L, et al. : Trauma and Trauma-Informed Care ; Trauma-Informed Healthcare Approaches. Springer, 26-28, 2019

11）Bellis MA, et al. : Adverse childhood experiences and sources of childhood resilience : a retrospective study of their combined relationships with child health and educational attendance. BMC Public Health 18 : 792, 2018

12）National Scientific Council on the Developing Child. Supportive Relationships and Active Skill-Building Strengthen the Foundations of Resilience : Working Paper 13 : 2-6, 2015　http://www.developingchild.harvard.edu（2025/1/2参照）

13）Jaffee SR, et al. : Safe, stable, nurturing relationships break the intergenerational cycle of abuse : a prospective nationally representative cohort of children in the United Kingdom. J Adolesc Health 53（4, Supplement）: S4-S10, 2013

14）Weiss E, et al. : Childhood Traumatic Stress. In : Figley CR（ed），Encyclopedia of Trauma : An Interdisciplinary Guide. SAGE Publications, Lost Angels, 84-88, 2012

15）Kimberg L, et al. : Trauma and Trauma-Informed Care, In : Gerber MR（ed），Trauma-Informed Healthcare Approaches. Springer, Switzerland AG, 25-58, 2019

（嶺　輝子）

第3章　子どものトラウマにおける治療と最新情報を知る

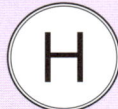 入院による治療

POINT

- トラウマインフォームド・ケアを病棟ケアの中心に据える.
- トラウマ治療にあたっては，子どもの安心感と信頼関係の形成と同時に，心理教育を丁寧に行い，まずは負担の少ないトラウマ処理技法を導入し，症状の改善を優先する.
- 関係機関との十分な連携のもとに，入院前から退院後まで見据えた切れ目のない治療方針を立てる.

東尾張病院児童精神科病棟での入院治療

　国立病院機構東尾張病院(以下同院)の児童精神科病棟は，2012年7月に愛知県内唯一の専門病棟として開棟した．2019年4月に筆者が着任した当時，県内で4病院が専門病棟を有するなか，同院での児童精神科臨床の方向性を模索した．そして，以前の勤務先であるあいち小児保健医療総合センター心療科にて，杉山登志郎らが全国に先駆けて取り組んだ育児支援外来(虐待専門外来)および入院治療の経験をもとに，児童相談所(以下児相)など児童福祉関係者とのネットワークを生かし，増加する被虐待児の治療を診療の柱とすることとした．その結果，全国の児童精神科のなかでも，外来，入院とも被虐待児の占有率はトップクラスとなった[1]．特に性的虐待を含めた，性暴力被害児の増加が著しく，入院の過半数を超えることもあり，ほぼ女児で占められるようになった．また，児相の委託一時保護による入院が大半を占め，かつて藤林が「児童思春期病棟に一時保護枠や要保護児童枠等ができないものだろうか」[2]と訴えていたが，愛知県ではまさに同院がその役割を果たしていたといえるだろう．筆者は2023年末をもって同院を退職したため，本項では，在職当時における同院児童精神科病棟でのトラウマ治療の取り組みを紹介する.

入院までの準備

　入院に際しては，事前の丁寧な準備が欠かせない．追跡可能な範囲の家族史を確認する．各世代の関係性(DV，虐待含む)，職歴や経済状態，健康状態，精神科受診歴等は必須である．受診歴がある場合，診療情報提供書を依頼する．加虐の背景には，虐待の連鎖，DV被害，障害，精神疾患が影響していることも多く，養育者もケアされる対象として評価する必要がある．特に母親の育ちや，DV被害は重要である．母親に精神科受診歴があり，複数の診断名がついている場合(うつ病，双極症，パーソナリティ症，最近では「発達障害」)は，複雑性PTSD (C-PTSD)と理解できることも

ある．そうした母親は，「加害者」とみなされることに敏感で，支援者と関係も不安定になりがちである．

　また入院治療計画にも影響するため，被害状況，他科(特に婦人科)受診歴，捜査や司法面接の実施状況，子どもの被害認識や治療意欲，心理教育や性教育，心理検査の実施状況を確認する．ただ養育者と接触できず，母子手帳もないなど，幼少期の成育歴が把握できない事例も多く，限定された情報をもとに事前評価をしなければならない場合も珍しくない．

　困難事例の場合，入院前に児相職員らと打ち合わせを行い，入院目的の確認，関係者の意見調整，医療の役割等の確認を行う．2023年度から精神保健福祉法の改正により加虐者の同意を除外できるようになったが，法改正以前は，任意入院でなければ，たとえ加虐者であっても親権者の同意が必要であったため，同意取得のための方策を検討したり，祖父母等の別の同意者を探したり，場合により親権停止の申し立てを考慮することもあった．

　入院は計画的な予定入院を原則としているが，自傷行為が繰り返される，フラッシュバックや解離症状が激しいなど，一時保護所や施設での対応が著しく困難な場合，緊急入院も応じることがあった．しかしその前提として，短期の緊急避難的な入院ではなく，十分に時間をかけてトラウマ治療を行い，子どもが安心，安全に過ごせる退院先を確保すること，そのために児相等の協力意思を求めた．なぜなら，緊急避難的な入院であれば，同院でなくてもよいからである．同院は，他院では対応困難なトラウマ治療をすることが重要な役割であると位置づけてきたため，他の児童精神科からの紹介，あるいは，自治体立のため診療圏に制約のある他院と異なり，他県からの紹介も引き受けてきた．ただし，即応できない場合は，精神科救急システムでの対応を依頼し，改めてトラウマ治療を求める場合は，後日当院への転院を調整した．

入院によるトラウマ治療の実際

トラウマインフォームド・ケア〜病棟ケアの中心に〜

　被虐待児など複雑なトラウマを有する子どもは，一時保護所や施設，病院など安全な環境に保護されたときに，暴力，挑発的な言動，ハイテンションで騒ぐ，自傷，性的逸脱，ルールの逸脱など，「問題行動」が噴出する．その背景として，フラッシュバックや解離などのトラウマ症状の存在がある．ところが，こうした背景を知らず，周囲が感情的に反応し，叱責や無視といった不適切な対応をすると，事態を悪化させてしまい，反治療的となる．そのため，**病棟ケアの中心を担う看護師が，トラウマインフォームド・ケア(TIC)を病棟ケアの中心に据えることが必須である**．そのために同院では，以下のような取り組みを行ってきた．

● 看護師向けの学習会の開催，研修への参加の推奨

　医師や心理士により，疾患各論のみならず，TICに関する学習会を行うとともに，新任・異動者などへのガイダンス，その時々の病棟での課題をTICの観点から解説したリーフレットを作成し看護師へ配布するなど，まず「知ること」を重視した取り組みを行ってきた．TICに関しては，野坂[3]や亀岡[4, 5]の良書を，学習会で活用し，自己

研鑽に推薦してきた．さらに院外の各種研修会への参加を推奨してきた．全国児童青年精神科医療施設協議会にも参画し，正会員施設に移行した．コロナ禍で膝をつき合わせた研修や交流が途絶えていたが，他院での取り組みを知ることで，「苦労しているのは私たちだけではないんだ」「私たち頑張っているよね」と思える機会が重要だと考えた．

● カンファレンスや児童思春期チーム会の開催

多職種が参加する毎週の定期カンファレンスでは，入院患児全員の 1 週間の治療状況についてのプレゼンテーションや課題提起，特に検討を要する患児の症例検討を行ってきた．そのうえで多職種からも意見を出してもらい，それも踏まえ議論し，最終的に主治医が次の 1 週間の治療方針を決定していた．また日常のケアにおけるちょっとした疑問や課題を議論するために，週数回程度のミニカンファレンスを開き，看護師の不安をなるべくもち越さないように努めてきた．さらに，月一度は多職種が参加する，児童思春期チーム会を開催し，1 か月の病棟運営上の振り返りや，次の 1 か月ないし長期的な目標も含めた運営方針について話し合ってきた．

● 集中アセスメントとそのフィードバック

杉山らが提唱した入院早期の集中アセスメント[6]を同院でも活用し，関係機関の支援に生かすため，結果を児相などの関係機関へフィードバックし，さらには病棟ケアにも生かすため，心理士が直接担当看護師らに結果を説明する機会をもうけた．**入院後に司法面接が予定されている子どもに関しては，証言の信頼性を損ねないために，具体的な被害体験にふれる心理検査の実施は保留する必要がある**．

● 心理士による看護師のメンタルヘルスへのかかわり

多くのトラウマを抱えた子どもたちは，日々否定的なエネルギーをまき散らし，最前線でケアを担う看護師の負担は大きいものがある．看護師のメンタルヘルスの回復，向上のため，集団および個別的サポートを心理士の重要な役割として位置づけてきた．

● 性教育

性犯罪・性暴力被害者のためのワンストップ支援センターの整備が進み，各都道府県に設置された．同院は，「性暴力救援センター日赤なごや なごみ」と連携し，性暴力被害児の治療依頼を引き受けてきた．その関係から，性暴力被害者支援看護職（sexual assault nurse examiner ：SANE）養成プログラムを受講した看護師が複数名在籍している．SANE を中心にトラウマに配慮した性教育プログラムを作成し，担当看護師とともに性教育を実施してきた．こうした試みは，単に性の知識の授与にとどまらず，TIC や看護師との信頼関係の形成に寄与してきた．

トラウマ治療の進め方（図 1）

● アセスメントと信頼関係の形成

入院環境下では，入院前にはわからなかった子どもたちの様子を明らかにすることができる．日々のスタッフとのかかわりのなかから，子どもたちの行動の背景を丁寧に読み取りつつ，集中アセスメントとも合わせて，全体像を把握していく．また**信頼**

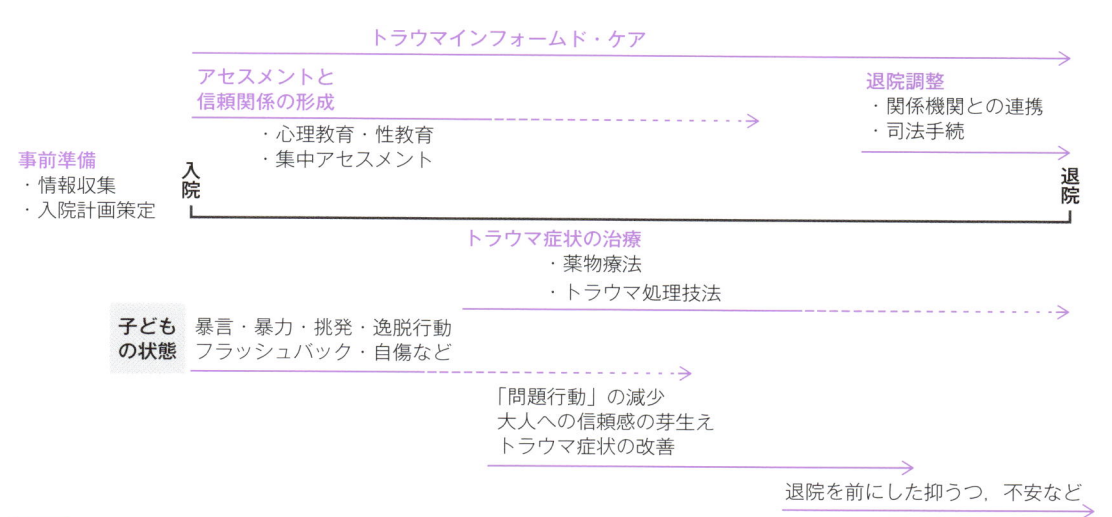

図1 入院によるトラウマ治療の進め方

関係の形成のためには，受容的かつ一貫性のある対応を基本にしつつも，TIC の視点で子どもたちの言動を理解し，さまざまな逸脱行動についても，冷静に対処することが必要である．その積み重ねが，「今までの大人とは違う」「簡単には信頼したくないけど，少しくらい信じてもいいかも」という思いを少しずつ子どもたちのこころに生み出すことができる．しかしながら，身近な大人からつらい体験を受けてきた子どもたちとの信頼関係は容易に築けるものではない．診察拒否にはじまり，少しでも気に入らないとふてくされ，「キモ」「ウザ」「シネ」などの罵詈雑言，心理教育や心理検査のプリントを破る，診察室の壁や机を蹴る，目の前での自傷といった状況からはじまることも珍しくない．動じず，諦めず，受容的な態度を貫くことで，診察室での態度も少しずつ変化がみられるようになる．

● トラウマ治療の第一歩〜心理教育の重要性

　はじめに，入院したのは，被害のため「こころのケガ」をしたからであり，あなたがつらいのは「こころのケガ」が原因であり，「あなたは悪くない」こと，これらを子どもたちに繰り返し伝えていくことが必要である．野坂らの「わたしに何が起きているの」[7]は，こうしたことを子どもたちに伝えるための心理教育資料として大変よくまとまっており，最初に渡すことにしている．一緒に読み合わせをし，リラクゼーション技法など，セルフケアについても伝えていく．また心理教育のさまざまな絵本なども出版されており，適宜活用する．

　しかしながら，児相に保護されて入院に至った子どもたちは，そもそも入院に納得していないことも多く，たとえば父親からレイプされたにもかかわらず「おうちに帰りたい」「なんで悪いことをしたパパが家で今まで通り自由に生活しているのに，ウチは入院しないといけないの」と訴えたりすることもある．「帰りたい」の背景には，「友だちと離れるのは嫌」「スマホを自由に使いたい」など，虐待という過酷な環境下であっても，入院によって子どもたちにとっての日常が「喪失」している気持ちや，いわゆる「病的愛着」のため，安全な環境が落ち着かず，加虐者との関係に安心を求める心性がありうることを理解し，寄り添う必要がある．粘り強く心理教育を行っていくと，「こ

んなこと聞いたことがなかった」「自分が悪いわけじゃないんだ」と信頼関係の形成にも寄与する．また新たな被害の開示から，児相への情報提供や司法面接に結びつくこともある．

　また，**性暴力被害については，「すべての子どもたちに可能性がある」**という視点をもち率直に話題にする必要がある．たとえば，父親が，「入浴や着替えをのぞく」「胸や尻を触る」ことを「仕方がない」と思い込んでいることに，それは「性的虐待」であると説明し，「怖かったね」「あなたは悪くない」と伝える．また，「彼氏と別れ話をしたら怒られて，無理やりされた．中出しされた」などとつぶやいた際には，「それは嫌だったね」「妊娠とか，感染とか心配だよね」と伝える．「デートレイプって聞いたことある？彼氏でも，あなたが嫌なのにセックスしていいわけでないよ，犯罪だよ」と説明する．すると「つき合っているから，嫌でもするのは仕方がないと思っていた」と，流涙する．いわゆる「援助交際」を行っている子どもたちも多い．その場合も，叱責や指導的態度は厳に慎まなければならない．「援助交際」の多くは，お金のためのようにみえても，実は虐待等で居場所がなく，寂しさを紛らわすことや，「求められる」ことで自分の存在価値を確かめているといった側面をもつ場合もある．また人にいいづらいことだからこそ，「援助交際」でのトラウマ体験（暴言暴力を伴った性行為，裸の画像を撮られる，約束したお金がもらえない等）で苦しんでいることも多い．「援助交際」は養育者や児相からも「性非行」とみなされ，指導の対象となり，その背景となる虐待被害や生きづらさを取り上げてもらえず，過小評価されてしまうこともあるため，「援助交際」も「性的搾取」であるという視点で丁寧に対応をしていくことが必要である．

　月経不順，月経痛，不正出血や帯下異常，陰部のかゆみなどは，話題にしなければ子どもたちから訴えないことが多い．そのため，こうしたことも意識的に尋ね，必要に応じて，性暴力被害に理解のある婦人科医への受診を積極的に勧めている．筆者は男性であるが，性暴力被害や婦人科的問題についても，真摯な態度で子どもたちに接することで，多少の恥ずかしさはあるかもしれないが，真剣に応じてくれることを実感している．

　集中アセスメントの結果は，子どもたち向けにわかりやすくまとめた結果報告書を心理士に作成してもらい，医師から直接説明することにしている．さらに診断名も伝え，今後の治療の方向性について話し合う．ここでは，子どもたちが「困っていること」「つらいこと」などをあげてもらい，医師から「○○って嫌じゃない？」などと提案し，それらを治すにはどういう方法があるのか選択肢を示し，同意を得ていく．しかし，「どうせ治らない」「めんどくさい」などといって，治療に前向きになれないこともある．その場合，子どもたちが同意できること（薬だけは飲む，虐待の話題は話したくない，トラウマの勉強だけはしてもいい，等）から少しずつ進めていく．

　心理教育を深めていくために，たとえば白川の書籍[8]などを子どもたちと読み合わせていくと，個々の被害体験が重なり想起され，適切なガイダンスを同時並行で進めていくことで，一種の曝露療法的な側面も期待できる．その際，軽いフラッシュバックや解離が生じることがあり，その場合は速やかにリラクゼーション技法を導入し，身体感覚に焦点を当てて，以下に示すトラウマ処理を引き続き行うこともある．このようなかたちで心理教育を続けるだけで，フラッシュバックが軽減していくこともある．

● 薬物療法

　フラッシュバックに効果のある神田橋條治の提唱した漢方薬と，炭酸リチウムや抗精神病薬の少量処方を組み合わせた杉山らが提唱する「TS処方」をほぼ全例で処方している[9]．入院中は看護師のケア，医師のトラウマ処理などの効果もあり，薬物療法そのものがどこまで効果があるのか，子どもたち自身が今ひとつ実感していないこともある．しかし筆者の経験では，退院後その効果を子どもたち自身がよく実感することが多い．退院すると，多くの子どもたちは「もう治ったから必要ない」「めんどくさい」などといって，怠薬することが増えていく．もちろんよくなったのであれば服薬は不要だが，入院環境と異なり，さまざまな刺激のある環境では，トラウマ症状が再燃することもある．その際，興味深いことに，子どもたちのほうから「あの薬，やっぱり飲みたい」といってくる．服薬を再開し，次の来院時に調子を尋ねると，「やっぱり飲んでいたほうが調子いいわ」と返ってくることが多いのである．杉山がいうとおり，過量内服対策にもなり，開始も中止もすぐに可能で，他の薬剤との飲み合わせもほとんど気をつかうことがないのは使いやすい．

● トラウマ処理技法

　眼球運動による脱感作と再処理法（EMDR）やトラウマフォーカスト認知行動療法（TF-CBT）など十分なエビデンスのある治療法はもちろん，本書でも取り上げられている思考場療法（TFT），ホログラフィートークなどさまざまなトラウマ処理技法が開発されており，筆者もこれらの研修を受講し，ひと通りの手技を習得している．EMDRやTF-CBTは，子ども側の要因（フラッシュバックや解離が強い，治療動機が弱い，トラウマ記憶の想起が困難，治療や治療者への不信，非加虐親に相当する大人がいない等），治療者側の要因（マンパワー・時間の確保が困難等）から，同院の入院患児層ではハードルが高い．ただし，EMDRの「Safe Place：安全な場所」「Resource Development and Installation：資源の開発と植えつけ」，TF-CBTの構成要素である「PRACTICE」の前半部分（心理教育，ペアレンティングスキル，リラクセーション，感情の表現と調整，認知コーピングとプロセッシング）を診察のなかで取り入れることは十分可能であり，適宜利用している．

　しかしながら，子どもたち・医師双方の負担が少なく，導入しやすく，効果を実感しているのは，杉山らの開発した簡易型トラウマ処理である．トラウマ記憶を想起させず，フラッシュバックに由来する身体的不快感に焦点を当てて，左右交互刺激と深呼吸により，その不快感を軽減させることができる．この方法に前述した薬物療法を組み合わせた治療法が「TSプロトコール」[9,10]である．本書でも取り上げられており，具体的な方法は**本章D　TSプロトコール（p.99-104）**を確認いただきたい．筆者は，左右交互刺激のためにEMDRの治療器具として販売されている Thera Tapper™（TheraTapper, Inc）を米国から取り寄せて用いている．最近同様に利用できる国産の機器（TSP-T，学幸社）が販売された．導入に際しては，絵本を活用[11]したりして，不安を軽減するように努める．この治療法を繰り返していると，その場の身体的不快感だけでなく，入院当初に訴えていた「パパに襲われる夢」「パパに怒鳴られる声」「パパに抱きつかれる感覚」などが徐々にやわらいでいくことが実感できる．「頭のなかで何人かがしゃべっている」「表情や態度がよく切り替わる」など複数の自我状態が現れている場合は，自我状態療法を利用して，それぞれのパーツに簡易型トラウマ処理を行う[9,10]．性暴力被害児では，振動する Thera Tapper™ に忌避感をもつ場合があり，そ

の際は手動処理のみで対処する．EMDR と同様，ターゲットとなる身体の不快感が改善すると，その背後に隠れていた新たなトラウマ記憶が想起されることもある．この際にも，まずはそのトラウマ記憶を詳細に尋ねる前に，出現した身体の不快感に注目して簡易型トラウマ処理を行うことで，そのトラウマ記憶にまつわるフラッシュバックなどの症状を改善させることが可能である．もちろん，条件が整えばスタンダードな EMDR を実施するなど，時間をかけたトラウマ治療を行うこともあるが，子どもたちはフラッシュバックなどの症状が改善すると，その先の時間を要する治療の動機を得ることが難しい．

● その後の治療

　侵入症状であるフラッシュバックが改善していくと，PTSD の中核症状である，回避，過覚醒といった症状も改善していくことが多い．一方で，C-PTSD の自己組織化障害(disturbances in self-organization ：DSO)症状は，いわばアタッチメントトラウマに由来する症状であり，「TSプロトコール」のみで治療できるわけではない．ただ，PTSD の中核症状が改善すると(たとえば，改訂出来事インパクト尺度〈IES-R〉，外傷後ストレス診断尺度〈PDS〉，UCLA 心的外傷後ストレス障害インデックス〈PTSD-RI-5〉などの評価尺度を利用)，入院当初に頻発していたさまざまな「問題行動」が減り，子ども自身も「楽」になったと感じるようになる．また看護師に対する信頼感も少しずつ芽生え，日々のかかわりを通じて愛着形成(育て直し)のプロセスを強化し，DSO 症状の軽減にも寄与する．もちろん，長年の虐待に由来する症状であるため，行きつ戻りつ，一筋縄ではいかないことも多く，対応に難渋することもまれではない．しかしながら，粘り強く TIC を続けていくことで，子どもたちが看護師に素直に甘えを表出し，寂しいときにハグを求めてくることもある．遊びなどの個別のかかわりだけでなく，看護師自身が負担や苦痛を感じない範囲での身体接触(マッサージ，ハグ，タッチング等)は愛着形成にとって有効であると考えている．こうしたアタッチメントを強化していくことが，なにより DSO 症状の回復には有用であることを日々の臨床で実感している．

● 退院に向けての課題

　治療が進むと，子どもたちは少しずつ現実を考えることが増えていく．退院したら，どこで，誰と暮らすのか，学校などの進路問題などに，新たな悩みとして直面する．そのため，抑うつや不安に陥ったり，自傷が増えたりするなど不安定になることもある．この局面では病棟での TIC に基づく支持的，受容的なケアを継続し，児相等関係機関と連携し，子どもたちの不安を少しでも軽減し，退院後の安心した生活が確保されるように努めなければならない．児相や児童福祉施設，学校などと綿密なケースカンファレンスを開催し，受け入れ先の不安の軽減に努めるとともに，TIC の観点を受け入れ先に求めていく．

　また入院中に司法面接(院内での実施もある)，加害者の逮捕・起訴，児童福祉法28 条審判(親権者の同意を得ない施設入所の承認を家庭裁判所に得る手続き)，親権停止・喪失の審判など，司法手続きが進行することもある．この際，主治医の意見書の作成を求められることも多く，子どもの人権を尊重するアドボケイトとしての立場で真摯に取り組む必要がある．多忙な日常診療に加えて，こうした依頼は負担が大きいことも事実であるが，トラウマ治療を行う児童精神科医の大事な任務と考えたい．

第3章 子どものトラウマにおける治療と最新情報を知る

　退院が近づくと，子どもたちが「入院してよかったかも」「また戻ってくるわ」「自分が何をしても，変わらず寄り添ってくれたから，大人を信頼してもいいかなとはじめて思えるようになった」などとつぶやくこともある．退院の際，看護師全員に手紙を書く，看護師にハグして別れを惜しむ姿を見ると，私たちは今までの苦労を振り返りほっとした気持ちとともに，子どもたちの人生に幸あれとの思いで送り出すことができるのである．

●引用文献

1）全国児童青年精神科医療施設協議会：統計集．2020
2）藤林武史：児童相談所から精神科医へ．精神科治療学 36：763-767，2021
3）野坂祐子：トラウマインフォームドケア―"問題行動"を捉えなおす援助の視点．日本評論社，2019
4）亀岡智美：子ども虐待とトラウマケア―再トラウマ化を防ぐトラウマインフォームドケア．金剛出版，2020
5）亀岡智美（編）：実践トラウマインフォームドケア―さまざまな領域での展開．日本評論社，2022
6）杉山登志郎，他：入院治療．奥山眞紀子，他（編），虐待を受けた子どものケア・治療．診断と治療社，227-240，2012
7）平成29-30年度厚生労働省子ども・子育て支援推進調査研究事業による指定研究「児童自立支援施設の措置児童の被害実態の的確な把握と支援方策等に関する調査研究」（代表　野坂祐子）．第2版，2019
8）白川美也子：赤ずきんとオオカミのトラウマ・ケア―自分を愛する力を取り戻す〔心理教育〕の本．アスク・ヒューマン・ケア，2016
9）杉山登志郎：テキストブック TSプロトコール― 子ども虐待と複雑性 PTSD への簡易処理技法．日本評論社，2021
10）杉山登志郎：TSプロトコールの臨床―解離性同一性障害・発達障害・小トラウマ症例への治療．日本評論社，2023
11）アナ・M・ゴメス：こわかったあの日にバイバイ！―トラウマと EMDR のことがわかる本．東京書籍，2012

（古橋功一）

Ⅰ 子どものトラウマに対する ナラティブ・プレイセラピー

POINT

- プレイセラピーにはトラウマインフォームドな視点が必要である.
- 子どもが安心して自分自身を表現するために，プレイセラピーの枠組みと環境設定が大事である.
- 遊びのなかで子どもが経験したことを表現することで(治療的な遊び)，トラウマのもととなった出来事を処理することができる.

プレイセラピーの目的

　子どもへの心理支援・介入の場合，プレイセラピーが選択されることが多いだろう．その背景には，子どもは大人のように自分が経験した出来事や，自分が感じていることについてことばで表現することが容易ではないこと，思い出すと苦しくて仕方がないことについて思考を介した情報処理だけでは十分に解決しないことなどがある．抽象概念獲得以前の発達段階の子どもにとって，思考や認知的な表現だけでは問題解決には結びつかず，何かしらの具体的な活動やアクションとともに情報が処理される必要がある．だからこそ，「遊び」は子どもにとって望ましいツールであり，心理療法でも「遊び」が活用されるのである．

　ただし，トラウマを経験した子どもに対して十分な準備なしに「遊び」を提供してしまうと，遊びの力によって子どもだけでなく，子どもにかかわる大人たちも深く傷つけることになりかねない．トラウマを経験した子どもとの遊びを展開する前には，しっかりとした準備が必要になる．だからこそ，子どもだけでなく，支援者・治療者側の準備性も問われるのである．

　トラウマを経験した子どもに対するナラティブ・プレイセラピーを行うその目的は，子どもが経験した出来事に対する理解を正常化し，その出来事によって生じたこころの傷つきを，ストーリー性のある遊びを通して消化し，子どもが自らその出来事に対する新しい意味づけを行うことでその出来事に対する苦しみを消化・昇華させることにある．

　私たちがプレイセラピーを行うときに忘れてはいけないことは，相手が子どもであること，そして彼らが成長・発達の途中でトラウマティックな経験をしているという事実である．だからこそ，その出来事によって子どもの感覚と，物事に対する認識のどの部分が歪められた可能性があるのかを理解する必要があり，その部分をいかにノーマライズしていくかが重要になってくる．それには，治療者側のトラウマインフォームドな視点が必須であり，子どもに対して行われるトラウマ心理教育は，遊びのなかで生きた情報として子どもに提供される必要がある．

プレイセラピーの歴史的背景と発展

　プレイセラピーは，社会からみた子どもの歴史とともに発展してきたように思える．アンナ・フロイトや，メラニー・クラインらによって子どもが治療対象となるアプローチが生まれ，「遊び」を子どもの心理療法に用いることがはじまった．その後，アクスラインの子ども中心療法や，多くのプレイセラピーの臨床家たちの活動を通してプレイセラピーのさまざまなアプローチが生まれている．

　子どものペースに合わせていく子ども中心療法[1,2]は，今日のプレイセラピストたちのベースとして根づいている．子ども中心療法が機能するときには，子どもの「変わりたい，成長したい」という強い動機が内面に存在している場合が多い．しかし，もし，子どもが思い出したくないことを思い出さないように日々努力しているにもかかわらず，フラッシュバックに悩まされていたり，自責感や，自分自身を否定するような精神状態にある場合，子ども中心療法で活性化されるであろう内的変容のエネルギーに対して，子どもの資源がかなり不足していることは明らかである．

　認知行動療法を子どもに応用したプレイセラピーでは，ネル[3]の認知行動プレイセラピーがある．不安の高さや情緒面に問題がある低年齢の子どもなどに，人形を使ったロールプレイ，行動のモデル化，脱感作などを通して行動変容をもたらす．この場合，治療は曝露をベースに進められ，子どもは治療者の提案に従い，遊びながら問題となっている行動についてアプローチしていく．先述のアクスラインのやり方とは異なり，治療者による直接的な指示や介入を通して子どもが自分をコントロールすることを学んでいく．ネルの認知行動プレイセラピーは，日本ではあまり知られていないが，日本の多くの認知行動療法家たちが子どもにアプローチする際，CBTの基本に沿って実践していると思われるため，ネルが行っているものとほぼ同様のことが行われているのではないかと推測する．

　トラウマのある子どもへの治療効果が認められているTF-CBT（トラウマフォーカスト認知行動療法）[4]は，一人の治療者が子どもと，子どものトラウマに関与していない養育者に対し，それぞれ個別にセッションを行い，楽しい雰囲気のなかで遊びを用いながら養育者と子どもを対象とした治療を提供している（詳細は，**本章C　TF-CBT〈p.92-98〉**に記載）．TF-CBTでは，子どもの遊びはセラピーがスムーズに進むためのツールいわば"Play for therapy"としての活用であり，子どもが遊びを通して自身の内面を活性化させるような「治療的な意味をもつ遊び」を展開することや，遊びが治療の主軸を担うわけではない．では，子どもが自分の内的な事象を遊びで処理したいと思うとき，どんなアプローチがあるのだろうか．

トラウマを経験した子どもとのプレイセラピー

環境設定

　何かしらの理由があってプレイセラピーをすることになっていることを，子どもが理解しているからこそ，プレイセラピーで子どもが「目的をもって遊ぶ」のである．なぜ遊んでいるのか，なぜここにきているのかわからない状況では，子どもは安心して

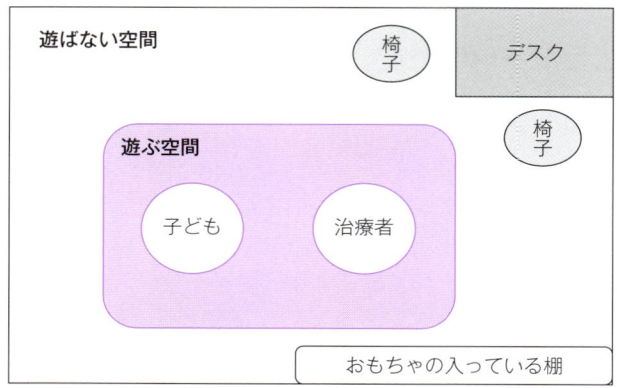

図1 プレイセラピーの環境設定：1つのアイデア

　自分の経験した出来事を遊びで表現しようとは思わないだろうし，そうすることが怖くてできないだろう．子どもがここで何をするのかわかっていて，プレイセラピーで提供されるものが本人のニーズと合致すると，子どもが自分の目的に向かって治療的に遊びはじめるのである．子どもが安心して，プレイセラピーという枠組みで自分自身を表現するためには，**何よりも環境設定が大事**になる．

　プレイセラピーをどこで行うかは，非常に重要である．特にトラウマティックな経験をした子どもにとって，よく知らない大人と二人きりで狭い空間にいること自体があまり居心地のよいものではないからである．だからこそ，環境設定の枠組みは明確に行われるべきである．プレイセラピーをするためのプレイルームなどがある施設での実施が理想的ではあるが，多くの場合，診察室や心理面接室や相談室などでプレイセラピーが行われているのではないかと思う．そんなとき，レジャーマットやクッションマットをいくつか持参して，**遊ぶ空間**と，**遊ばない空間**をしっかり区分し，マットの上が遊ぶ空間になることを子どもに説明し，理解してもらう．

　図1のように遊ばない空間のなかに遊ぶ空間が存在することによって，子どもの心理的な安全がより強固に守られる．プレイセラピーが十分に機能してくると，遊ぶ空間が徐々に拡大し，遊ばない空間も含めてダイナミックな遊びが展開してくることがある．空間の二重構造化は，子どもの変化のバロメーターにもなりうるのである．

おもちゃの選定と提示の仕方

　玩具に関しては，さまざまなアイテムがあるほうが望ましいが，空間で音を出すことによって周囲に影響が出てしまうような場合には，楽器などは使えないだろう．しかし，かつて親や養育者や他者から叩かれるなどの身体に強い刺激を受けた子どもたちが，ボンゴや太鼓やタンバリンのような打楽器を使って，過去の出来事を安全に再現し，消化させたことを経験している．プレイセラピーにおける打楽器のようなアイテムはその導入時期や空間・環境を選ぶが，自然なかたちで子どものカタルシスを生じさせる効果があると思う．

　子どもの日常を投影するには，**人形やままごとセット**は必要アイテムである．また，やわらかい**大きなぬいぐるみ**や**ビーズクッション**を用意しておくと，養育者から身体を支えられたことがあまりないような子どもにとって，包まれる，ホールドされる体験を遊びのなかで経験することができる．

　人が感じるさまざまな感情や，その意味づけを獲得中の子ども，あるいは気持ちの

言語化をあえて回避しようとする子どもには，**ホワイトボードや，紙，クレヨン，折り紙，筆記用具などを用いて視覚的にアプローチする**．プレイセラピーで使用するアイテム選定[5]は，非常に重要であり，子どもが使用する玩具がプレイセラピーの過程とともに変化していく場合もある．

　玩具の理想的な提示の仕方は，棚などの扉を開いてそのなかにさらに細かくおもちゃが分類されているボックスから選択する，あるいは動物や人形，ミニカー，そのほかの玩具がそれぞれ袋にしまってあり，その袋を開くまでは中が見えないような配慮が，子どもが内的な表現をプレイセラピーで行う場合には必要になる．なぜならば，子どもが意図をもった遊びをしはじめた時点で，玩具はその子にとって内面を表現するための道具（ツール）となり，何を使って遊ぶかが，その子にとって重要になるからである．だからこそ，プレイセラピーの初回セッション時に，すべての玩具を確認してから，「好きな玩具で遊んでよい」と伝え，玩具が途中でなくなることがないようにしっかりと管理するのである．

ナラティブ・プレイセラピー

背景

　虐待やネグレクトなどのマルトリートメントやトラウマを経験した子どものナラティブ・プレイセラピーは，英国遊戯療法士協会の創設者の一人であるアン・カタナック[6~9]が考案したものである．米国で開発されたTF-CBTとお話づくりをするという部分ではよく似ている．ナラティブ・プレイセラピーは，社会構成主義とナラティブセラピーの理論的背景をもつ．子どもの語りのなかに子どもが見た世界と，それに対する子どもの理解が存在する．だからこそ，遊びのなかで子どもの語りをストーリーとして紡いでいくことによって，子どもが経験した出来事に対する新たな理解が生まれ，それが子どもにとって力となり，子ども自身を助けるというコンセプトである．カタナックは，自身のアプローチを，子どもとの共同作業によってつくり上げられると表現している．子どもの発話からストーリーがはじまり，それを治療者が書きとめ，そのストーリーラインを追いかけ，質問をしながら内容を掘り下げていく．そこで治療者は，子どもの遊びの世界を生き生きと支える．このプレイセラピーにはTF-CBTのような治療コンポーネントは存在せず，毎回チェックイン時にプレイのルールと目的の確認をして，必要があれば前回のお話についてふれる．このナラティブ・プレイセラピーで子どもは，自分が経験した出来事をさまざまなものに置き換えて表現する．そのプロセスを通して自分の経験した出来事の新たな意味を見出そうとしている．

セラピー開始前のアセスメント

　プレイセラピーの開始前には，必ずアセスメントを行う．たとえば，なぜプレイセラピーをするのか，今，子どもが何に困っているのか，特徴的な症状はあるのか，誰と暮らしているのか，主たる養育者は誰か，その人との関係はどのようなものか，子どもが経験したトラウマは何か，子ども自身がそのことについて理解していることはどんなことか，などである．子どもが経験したこと，その出来事がどのように生じ，現在にどれだけの影響を子どもと，その周りに与えているかなどを関係者から聞き

取ったうえで，本人からも話を聞く.

　プレイセラピーを開始する前までに少なくとも 2 回以上のアセスメントの時間が必要になる. 児童相談所やその他の支援機関から紹介される場合は，養育者から直接情報を得ることができないため，子どもの背景情報が十分に得られない場合がある. そのわからない情報に関して，どの情報が得られていないのか，開始前に明確にしておく必要がある. そして，得られた情報から子どもが置かれている状況を推測して，子どもが今何に苦しんでいるのか，プレイセラピーにおける子どものニーズを絞っていく.

ナラティブ・プレイセラピーの実践

　アセスメントが終わり，プレイセラピーを開始するときに毎回伝えることがある. それは，①遊ぶ理由，②プレイセラピーを行う空間の確認（マットの上），③遊びのルール：お互い傷つけあわないこと，おもちゃを大切に扱うこと，一緒に遊ぶこと，である*. カタナックは，「昔々あるところに……Once upon a time」や「あるところに……One days」のはじまりで子どものナラティブをつないでいく. あえてとても素敵なノートをセッションに持参し，「ここには子どもの特別な話がいっぱい書いてある」と説明し，そこからお話を一緒に紡いでいくというのだ. 遊びながら治療者とのやり取りによって，子どものストーリーテーマが浮かび上がってくる. 時に，結末が 2 つになることもあり，カタナック曰く，真実は常に 1 つではなく，そこに人がいたら人の数だけ真実があってよいとのことである.

　ここで治療者が行うことは，子どものペースに合わせて遊びについていくこと，そして遊びのテーマを見つけて理解することである. 今，子どもがしていることはどんな意図があってやっているのか，意図や意味を捉えながら，わからないところは子どもに尋ねていく. 子どもが創造的な遊びを展開しているときは，それがどの方向に進むのかを見守りながら，より子どもが到達したい場所へ行けるように手助けをすることが大事である.

治療的な遊び・事例

　プレイセラピーが子どもに受け入れられ，子どもがその目的と自分にとっての必要性を理解して遊ぶようになると，遊びの質が変化してくる. より想像的で投影的で，子ども自身のテーマというようなものが浮かんでくる.

　以下に事例を示す. 個人情報に対する配慮のため，複数事例を再構成して部分的に提示する.

> ● Case　思い出したくないことが思い出される─頭の中のゴミ箱の話 ●
> 【症例】初回当時 4 歳女児
> 【家族構成】両親と本人の 3 人暮らし.

---

*カタナックは，ここでお話を一緒につくるという提案を子どもにするが，日本の子どもに「お話をつくろう」と直接的に提案すると，多くの場合強い抵抗にあう. そのため，ここは一緒に遊ぶとひとまず提案し，途中でストーリーが出てきたら，それを一緒につくり上げてみる. 一度お話を上手くつくれるようになれば，次から抵抗なくはじめられる.

　ある夜，家のなかで両親のけんかを目撃直後，母親が負傷し病院へ搬送される．この出来事の後，両親は別居し，その後離婚．母方祖父母と同居する．出来事の場面を目撃しただけでなく，家族の形態変化も経験する．出来事からしばらくして，その瞬間の映像がフラッシュバックとなって本人を苦しめるようになる．年齢的なこともあり，「なんで，どうして」と母親や周りの大人に聞いてまわるため，一時的に家族との関係が悪化する．主治医からプレイセラピーで出来事の情報整理とトラウマに焦点化したプレイセラピーのオーダーがあり，プレイを開始．

　彼女は，4歳であっても非常に言語性が高いため，遊びながらお話をつくるのはとても上手だった．「本当はお母さんに甘えたいのに，甘えられない」という表現が初期にみられ，その後，「お母さんは自分を甘えさせてくれないかもしれない」という母親との葛藤が表現され，「あの日，本当は寝ていなければいけないのに，眠れなくて起きていたから両親がけんかをしてしまったのではないか」という出来事に対する懺悔がテーマの遊びやナラティブが何度も展開した．

　あるとき，頭の中にゴミがいっぱいあるという話になり，そのゴミがポンポン出てきて困っていたら，頭の中に大きなゴミ箱が出てきた．その中に出てきたゴミを，天才バカボンの「レレレのおじさん」のようにほうきで掃きながらポンポンと捨てていけばいい，ゴミがポンポンと出てきても，ほうきで掃いてゴミ箱に入れれば大丈夫というアイデアを得て，そのお話をつくった．そして，紙芝居のような絵も描いた．それ以降彼女は，トラウマによる過覚醒症状が低減し，日常生活も落ち着いて過ごせるようになっていった．

　ここで重要なことは，トラウマを経験した子どもに対して治療者は，知りうる情報を子どもの発達に適したかたちで提示することである．たとえば，両親がなぜけんかをしたのかは，治療者にはわからないことなので，どうしてけんかしたかはわからないということを率直に伝え，けんかをしてはいけないとわかっていてもそれが起こってしまうこともあるという伝え方をする．彼女が，本来寝るべき時間に起きていたから両親がけんかをしたのかもしれないという出来事に対する自責感についても，質問を重ねながら本人が納得できる落としどころを見つける手助けをする．その際，それがありえない落としどころでもいいのである．なぜならば，子どもは，この時間は遊びの時間で，遊びだからこそできることがあって，自分を満足させるための結論を強引に導いてもいいのだということを理解している．時に魔法のような解決方法を提示してくる子がいるが，そのお話をつくって最後に気分が晴れるかどうかが重要で，やっぱりこの終わりかたじゃ嫌な感じがするという場合には，修正すればいいのである．

　この現実と非現実の境界を行ったり来たりする，それがプレイセラピーの醍醐味であり，悲惨で苦痛を伴うような出来事が自分のなかにあったとしても，遊びという枠組みのなかではそれさえも1つのエネルギー動力になりうるのかもしれない．

遊びのなかで処理をする

　トラウマを経験した子どもへのナラティブを使ったプレイセラピーについて概説したが，この手法がすべての子どもに適応可能かというと，そうではないだろう．ただし，子どもが経験した理不尽なトラウマティックな出来事の処理のために，遊びやお話しづくりを用いる意味は大きい．この場合のプレイセラピーはただの遊びではなく，子どもの目的に合った治療的な意味をもつ遊びとなる．そして，子どもにとっては治療的な遊びが展開してきたときに，それまでの自分の思いなどが1つに凝縮され，表現され，消化と昇華が同時発生するような瞬間となる．そのためには，空間や

環境が子どもにとって十分に安全で，自分が受け入れられていることを実感できるものでなければならない．だからこそ，プレイセラピーの枠組みや環境設定が大事になるのである．プレイセラピーは，出来事を遊びという枠組みのなかで大胆かつ想像的に処理でき，さまざまなレベルの遊びの治癒力が子どもへの刺激となる．どんなにひどい出来事に遭遇しても，遊ぶことができると道は開けてくる，ということをこれまで出会った子どもたちが教えてくれた．

● 引用文献

1）Axline VM : Dibs in search of self. Ballantine Books, 1969
2）Landreth GL : Play Therapy. Routledge, 2012
3）スーザン・M・ネル：恐怖症の子ども―認知行動遊戯療法．ハイディ・G・カドゥソン，他（著），倉光　修（監修），串崎真志，他（訳），短期遊戯療法の実際．創元社，5-32，2004
4）ジュディス・A・コーエン，他（著），白川美也子，他（監訳）：子どものトラウマと悲嘆の治療―トラウマ・フォーカスト認知行動療法マニュアル．金剛出版，2014
5）水島　栄，他：プレイセラピーの臨床エビデンス研究―プレイセラピーによってもたらされる子どもの治療効果の構成要素とは何か．明治安田こころの健康財団研究助成論文集 44：40-49，2009
6）Cattanach A : Play Therapy with Abused Children. Jessica Kingsley Publisher, 1992
7）Cattanach A : Play Therapy : Where the Sky Meets the Underworld. Jessica Kingsley Publisher, 1994
8）Cattanach A（eds）: The Story So Far : Play Therapy Narratives. Jessica Kingsley Publisher, 2002
9）Cattanach A : Introduction to Play Therapy. Brunner –Routledge, 2003

（水島　栄）

第 4 章

共同子育てという視点

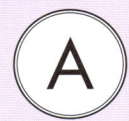 **施設養育のいま**

児童養護施設の現状

　厚生労働省によると[1]，2022年現在，児童養護施設は全国に610か所あり，23,008人の子どもが入所している．これは社会的養護のもとで生活をしている子ども42,000人の半数以上にあたる．児童養護施設には「保護者のない児童，虐待されている児童，その他環境上養護を要する児童」が入所しており，措置理由としては養育者の精神疾患が15.6％，虐待が45.2％と全体の半数以上を占めており，これらは年々大幅に増加している．また，虐待については措置後に発覚するケースも鑑みれば，被虐待経験を有している子どもは入所児童全体の71.7％にものぼる．そして，社会的養護を必要とする子どものうち，心身に何らかの障害等を抱えている子どもが増加しており，児童養護施設への入所児童においては42.8％が該当している．特に，知的障害，ADHD，広汎性発達障害（自閉スペクトラム症）は調査開始以来顕著に増えており，2018年度から調査対象として加わった反応性愛着障害もほかの障害等と比べると多い．

　筆者の勤める児童養護施設においていえば，近年の入所児の傾向としては高学齢児のニーズが高い．入所経過はパターン化されており，多くがひとり親家庭で，思春期に突入し子どもの身体が大きくなり心身ともに力関係が逆転してきた頃から養育者が対応に困難を抱きはじめ，警察の介入も交えながら最終的には家族分離となるパターンである．そうした環境に長く曝されてきたことも影響しているのか，入所児童には神経発達症（発達障害）様，反応性愛着障害の診断名がつく子どもが一定数いる．このことは逆境的小児期体験（the adverse childhood experiences：ACEs）や発達性トラウマ障害の概念でも説明ができるのではないだろうか．こうした子どもが急激に増加している今日，集団養護から個別ケアへ移行する流れは自然であり，いかに子ども一人ひとりのニーズに沿ったケアを提供できるのか，児童養護施設はそうした子どもへの治療的・専門的ケアが求められている.

社会的養護の変化（表1，図1）

　社会的養護は今，大きな変革期にある．2016年に児童福祉法が改正され，**児童福祉法第1条において子どもが権利の主体であることが明記**された．第2条では児童自身に関することは児童の意思を尊重すること，児童にとって最善の利益を考慮することが明記された．改正後は，児童を心身ともに健やかに育成することについて児童の保護者が第一義的責任を負うこととしながらも，第3条の2において「（中略）児童を家庭において養育することが困難であり又は適当でない場合にあっては児童が家庭における養育環境と同様の養育環境において継続的に養育されるよう，児童を家庭及び当該養育環境において養育することが適当でない場合にあっては児童ができる限り良好な家庭的環境において養育されるよう，必要な措置を講じなければならない」ことが示された．

　このように理念が大きく改正された背景には，国連子どもの権利委員会からの勧告が大きく影響している．日本は1994年に子どもの権利条約に批准しており，すべての締約国は条約の履行状況に関する報告書を定期的に提出し，国連子どもの権利委員

第4章　共同子育てという視点

表1 社会的養護の変化

年	事柄	内容の一部
1994	子どもの権利条約を批准	158番目の締結国
1998	国連子どもの権利委員会による第1回審査	プライバシーの権利の保障，子どもの虐待および不当な取り扱いについて勧告
2000	児童虐待の防止等に関する法律制定（児童虐待防止法）	子どもに対する虐待の禁止
2004	第2回審査 児童虐待防止法の改正	子どもが権利の主体であること，児童養護施設のプライバシーの権利について勧告 国および地方公共団体の連携強化と責務を明確化．児童虐待定義の見直し．通告義務の拡大
2008	児童虐待防止法の改正	養育者に対する面会・通信等の制限を強化
2010	第3回審査	養育者が子育ての責任を果たし子どもが実家庭で生活できるように環境や施策を整えること，家族からの分離が必要な場合は一時的か短期的にすること，その際の生活場所は里親や小規模グループケアのような家庭養護あるいは家庭的養護を提供することを勧告
2011	社会的養護の課題と将来像発出	家庭的養護の推進（児童養護施設，小規模グループケア，里親等をおおむね3分の1に分散化），専門的ケアの充実，自立支援の充実，家族支援および地域支援の充実を図る
2016	児童福祉法改正	子どもが権利の主体であることを明確化．家庭養育の理念を規定
2017	新しい社会的養育ビジョン発出	虐待の危険が高く集中的な在宅支援を要する家庭に対する分離しないケアの充実．代替養育は家庭での養育が原則，高度に専門的なケアを要する場合「できる限り良好な家庭的な養育環境」を提供し短期の入所が原則．里親支援等の強化．児童相談所は永続的な解決を目指し，適切な家庭復帰計画を立て市町村・里親等と実行，それが不適当な場合は養子縁組等のソーシャルワークが行われるよう徹底
2019	第4・5回審査	明確なスケジュールに沿った新しい社会的養育ビジョンの迅速かつ効果的な執行，子どもの脱施設化およびフォスタリング機関の設置について勧告
2022	児童福祉法改正	子育て世帯に対する包括的な支援のための体制強化等を行う．入所児童への自立支援の強化を図る

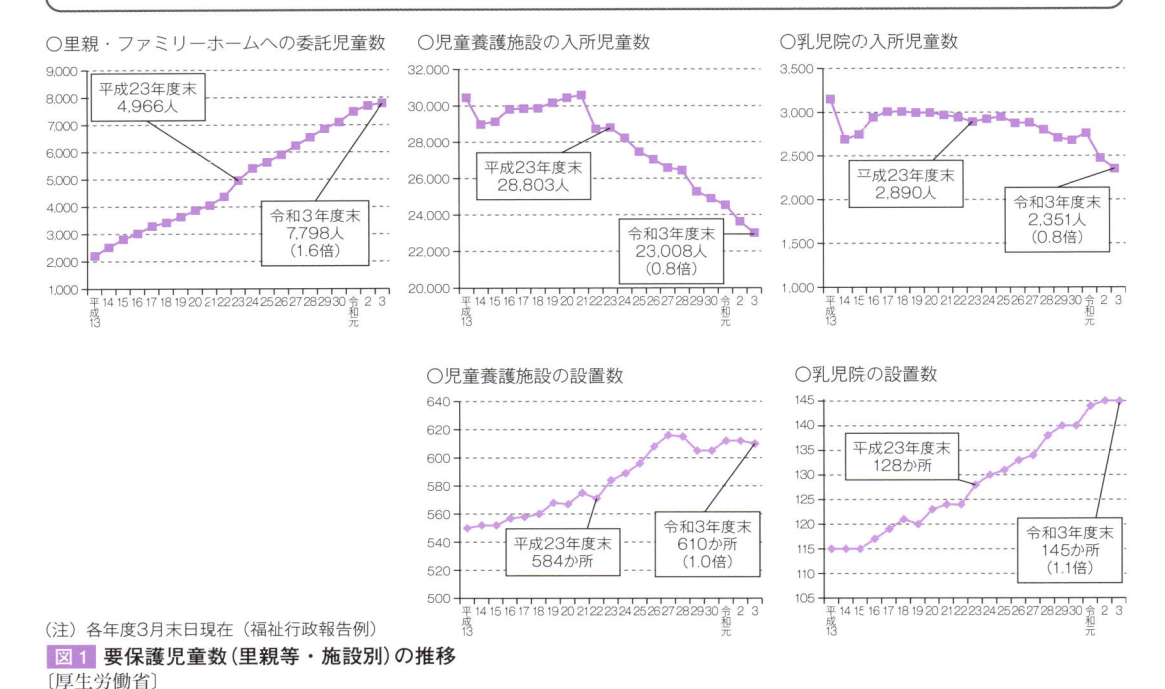

過去10年で，里親等委託児童数は約1.6倍，児童養護施設の入所児童数は約2割減，乳児院が約2割減となっている

○里親・ファミリーホームへの委託児童数

○児童養護施設の入所児童数

○乳児院の入所児童数

○児童養護施設の設置数

○乳児院の設置数

(注) 各年度3月末日現在（福祉行政報告例）

図1　要保護児童数（里親等・施設別）の推移
〔厚生労働省〕

会の審査を受けている．日本もこれまでに5回の審査を受けているが，過去3回の審査における勧告内容では，その一部に以下のような社会的養護に関する指摘があった．すなわち，①児童が実家庭で生活できるような施策や環境を整えること，②家庭分離せざるをえない状況であっても長期的分離をせず，一時的か短期的にすること，③家庭分離せざるをえない際の児童の生活場所について，社会的養護を活用する際にに施設養護ではなく家庭養護を用意すること，の3点である．つまり，まずは子どもが家庭で健やかに養育されるよう養育者を支援すること，家庭での養育が適当でない場合には家庭と同様の環境における養育を推進することが国や地方公共団体の責務として理念の改正に反映され，家庭養育優先原則が明らかにされた．この改正法の理念を具体化するために2017年に「新しい社会的養育ビジョン」が提言された．

　「新しい社会的養育ビジョン」では[2]，集中的な在宅支援が必要な家庭への支援を在宅措置として社会的養護の一部に位置づけるとともに，**代替養育における「家庭と同様の養育環境」原則の徹底**，里親への包括的支援体制（フォスタリング機関）の抜本的強化，家庭養育が困難な子どもへの施設養育の小規模化・地域分散化・高機能化，永続的解決（パーマネンシー保障）としての特別養子縁組の推進，代替養育や集中的在宅ケアを受けた子どもへの自立支援の徹底等が骨格として盛り込まれた．

　以上を踏まえると，子どもの権利保障のために，第一に市区町村において支援メニューの充実化により家族のニーズに応じた支援を提供することで**家庭での養育の継続を目指す**こと，第二に家族分離が必要な場合でもまずは**特別養子縁組制度の活用**により子どものパーマネンシーを保障した**養育環境を用意**すること，第三に社会的養護を活用せざるをえない場合においても**生活場所として優先すべきは家庭養護が保障された里親やファミリーホーム**であり，施設養護はケアニーズの高い子どもに限り短期

間での入所を原則とすることが望まれる．そして，そのような子どもに対して質の高い個別的なケアができるよう，児童養護施設はより家庭的な環境である小規模かつ地域分散化した養育環境を確保するとともに，高機能化・多機能化に機能転換し，その専門性をもって治療的・専門的ケアを提供していくことが求められる．

これまでの施設養護では，乳児院から児童養護施設に措置変更され，施設から自立するケースも珍しくなく，家庭での生活をまったく経験することなく育った子どもも少なくはなかった．また，施設のケアワーカーにおいても，子どもの長期入所は珍しいことではなく，可能な限りの家族交流を後押ししながら養育者とともに養育していく姿勢を大切にし，幼少期から培ってきた子どもとの関係性を軸にケアを行いながら自立を応援し，退所後も実家機能を果たすべく模索してきた経緯がある．児童養護で培ってきた経験があるとはいえ，「新しい社会的養育ビジョン」で示された方針は前述のように築き上げてきた養育とは真反対であり，新たな方針への切り替えは施設養護にとって大きな課題となっている．

しかしながら，わが国における社会的養護は，都道府県市別における委託の差はあるものの 2024 年現在も施設養護と家庭養護が 9 対 1 から 8 対 2 の割合に移行した程度で，まだまだ施設養護が優位な状況となっている．その背景には，里親やファミリーホームへの委託に同意しない養育者の存在が大きい．しかし，それは世間の里親制度や特別養子縁組制度に対する認知および理解度の低さのあらわれでもある．また，家庭養護を担う里親やファミリーホームへの支援が行き届いていないことや特別養子縁組が成立したあとの支援体制の希薄さも課題である．さらには，在宅支援メニューとして児童養護施設がどのように介入していくのかを模索していく必要もある．

以上のように，児童福祉法において，子どもが権利の主体であることが明言された今日，子どもが安心して自分の帰属意識を感じられる居場所で安定した養育者のもと継続的に生活する権利を保障するための仕組みづくりに，児童養護施設がいかに参画していけるのかが喫緊の課題である．

施設養護の役割

児童養護施設の役割は時代とともに変遷してきた．もともと児童養護施設は戦後の孤児や浮浪児の保護を目的として急激に発展し，貧困を背景とした入所措置も珍しくはなかった．戦後処理が落ち着き高度経済成長の時代に入ると，コインロッカーベビーに代表されるように児童遺棄や育児放棄も増え家庭内における問題が浮上してきた．1980 年代には校内暴力が社会問題となり，決して許されることではないが大人が力をもって子どもを指導せざるをえない時代もあった．1990 年代に入ると子ども虐待の概念があらわれ，1990 年度から統計が開始された児童虐待対応相談件数は右肩上がりで増え続け，2021 年度では 207,660 件となっている．子どもの権利条約を批准した経過もあり 2000 年には児童虐待防止法が制定される．児童養護施設に入所する子どもでは被虐待児が軒並みに増え，それと比例するように神経発達症や愛着障害と診断される子どもも増えた．そして，前述したように，2016 年の児童福祉法の法改正により，子どもが保護の対象ではなく福祉を受ける権利主体者であることが法のもとで明確にされた．

これまでの児童養護施設は保護された子どもをお世話していくという役割が大き

く，安定した衣食住を提供し，適切な養育と教育を受けさせ，自立を促していくことがおもな仕事であった．いいかえれば，入所してきた子どもの養育にのみ専念し，自立させていくことが求められていたともいえる．しかし，これからは子どもを福祉を受ける権利を有する者として，**彼らが自分自身にかかわること(生活，家族との在り方，住まい，進路など)を自分で決めたり，そのことを自分の意見・意向として表明したりしていくための支援が，これまでの役割に加えて児童養護施設の大きな役割となる．**しかしながら，入所してくる子どもは入所理由や生い立ちから鑑みても自身の意向や意見というものをないがしろにされてきた経験を有する者が多数であり，自分の意見を抑圧する子どももいれば不適切なかたちでしか表現できない子どもも多い．よって，子どもの発するうわべだけのことばを汲み取っても，それは子どもの意向が反映された支援につながるとは限らない．だからこそ，今まで以上に子ども一人ひとりのアセスメントを丁寧に行っていく必要がある．

改めて，子どもを養育するうえで子どものどんな力を育てていく必要があるのかを考える．それは，子どもが自分自身に向き合う力，自分の意見を適切に表明する力，自分のことを自分で決定する力だと筆者は思う．これらの力が養われれば，自分で考え自分の人生を切り拓いていくことも可能となり，すなわち自立につながるのではないだろうか．しかしながら，施設入所に辿り着くまでに子どもたちはそうした力を養うための機会を随分剥奪されてきたであろうことは想像にかたくない．入所した子どもが何歳であろうと，その力を養っていくための養育はゼロではなくマイナスからのはじまりである．そして，それらの力を養うためには根本的な土台が必要で，それは短期間で培われるものではない．しかし，これからの児童養護施設は「新しい社会的養育ビジョン」にも示されているとおり，養育の中心となる場ではなくなっていく．短期間での専門的・治療的ケアを求められているが，それを具体的にどう実現していくのかは今後の施設養護の大きな課題でもあり，実現のために施設養護として備えていく必要がある能力が，子どもを的確にアセスメントする力，つながる力，つなげる力だと考える．

入所した子どもをアセスメントするうえでの大切な視点は，子どもが表出するものをどのように捉え，どのように理解するか，それに対してどのように対応するか，子どもの反応はどうであったかを丁寧に共有・観察・記録していくことである．これを子どもの生い立ちや心身の状況等を踏まえながら客観的に分析していく必要があるが，子どもの生活担当者となるケアワーカーは子どもの表出するアタッチメントパターンの再体験対象となりやすく，子どもの大きなエネルギーに巻き込まれ，その対応だけで疲弊してしまう．そのため，それを俯瞰的に観察する存在が必要である．ここでは，施設養護としてチームでアセスメントしていくことの重要性が求められるところである．あわせて，子どもの全体像をアセスメントしていくうえで児童相談所はもちろん医療や教育など，多岐にわたる分野と連携し，施設内外でつながることで，子どもを総合的に見立てていくことが可能となる．ひいては子どもを取り巻く支援体制が手厚くなり，子どもの現状に対してそれぞれの立場や機関がさまざまな役割をもって介入していくことができる．

次に，子どもを長期に養育する場につなげていく必要がある．家庭に戻すのか，特別養子縁組制度により新たな家庭を用意するのか，里親に委託するのか，いくつかの選択肢から子どもの意向と最善の利益を考慮しながら検討していくことになるが，大事なことは子どもと主たる養育者(保護者，養親，里親等)が安心安全の環境のなかで

生活していくための支援体制を地域のなかで構築していくことである．そのためにも，子どもが暮らしていくことになる地域の行政機関とつながり，児童養護施設が行ったアセスメントの内容を養育者あるいは支援者，関係機関と共有し子どもが地域のなかで暮らしていくことの理解を求め，そのための支援体制を関係機関で構築するためのつなぎ役を児童養護施設が担っていけるとよい．

これからの児童養護体制の役割とは

社会的養護下の子どもたちの支援では，ケースが重篤化するまで「見守り」という名のもと手厚い支援が得られず，親子分離以外の手立てがなくなってからはじめて介入らしい介入が行われ，家族再統合に至るまでには長期の時間が必要となっているケースが少なくない．子どもの家庭での育ちを保障するためにも，家族の関係や機能の修復が可能な早期の段階での適切な介入と，一時的な分離が必要であったとしても数時間あるいは数日という短期間にとどめるための支援構築が必須となる．

そこで注目したいのが，**子育て短期支援事業**である．この事業自体は以前から運用しており「保護者の疾病その他の理由により家庭において子どもを養育することが一時的に困難となった場合等に，児童養護施設等において一定期間，養育・保護を行うことにより，これらの子ども及びその家庭の福祉の向上を図る」ことを目的として，全国の児童福祉施設で実施している．児童養護施設においても約6割の施設が事業展開している．子育て短期支援事業には短期入所生活援助事業（ショートステイ）と夜間養護等事業（トワイライトステイ）の2種類があり，前者は「保護者の疾病や仕事等の事由により子どもの養育が一時的に困難となった場合，又は育児不安や育児疲れ，慢性疾患児の看病疲れ等の身体的・精神的負担の軽減が必要な場合に，児童養護施設等で一定期間（原則7日以内で必要に応じて延長可）子どもを預かる事業」で，後者は「保護者が仕事その他の理由により平日の夜間又は休日に不在となることで家庭において子どもを養育することが困難となった場合その他緊急の場合において，その子どもを児童養護施設等において保護し，生活指導，食事の提供等を行う事業」である．

ところで，先の新型コロナウイルス感染症が流行しはじめた時期は全国的な休校措置が取られ，大人もリモートワークに切り替えられ家族全体がこれまでにない生活状況のなかでストレスに曝され虐待リスクも高まり，また，養育者が感染し子どもを看護する者が不在となる等，まさしくショートステイの利用ニーズが増える事態となった．しかし，この事業における施設での課題は「集団」ということであり，インフルエンザなど季節流行の感染症においても入所児や対象児が感染している場合は，ニーズがあっても受け入れを断らざるをえない場合がある．コロナ禍においては，流行はじめの一時期は利用者の感染有無にかかわらず受け入れ自体を断る事業所も少なくなかった．こうした状況を打開するため，里親によるショートステイニーズが高まりはじめた．すでに社会的養護下における家庭養護の保障が推進されるなかで，このような社会情勢においても里親によるショートステイの活用が見出されるようになったのである．かくして，当施設の所在地である自治体でも里親ショートステイがはじまった．当施設の里親支援専門相談員と付属する児童家庭支援センターが利用窓口である行政と受け入れ先の里親とのつなぎ役となり，受け入れ先の調整や受け入れた里親への振り返りなどを行っている．里親ショートステイを開始した初年度の利用数は前年

度の利用実績と比較し5倍以上に増加した．定員あるいは年齢の制限や感染対策など受け入れ側（施設）の都合で断ることもなくなり，利用申し込みにほぼ対応できるようになった．裏を返せば，施設の受け入れだけでは地域のニーズに対応しきれていなかったことが浮き彫りになったといえる．

　さて，2022年に成立した改正児童福祉法[3]は，子ども虐待の相談対応件数の増加など，子育てに困難を抱える世帯がこれまで以上に顕在化してきている状況等を踏まえ，子育て世帯に対する包括的な支援のための体制強化等を行うことを趣旨としている．これを受けて，これまで以上に手厚い在宅支援メニューが新設拡大された．その一部が表2の通りである．

　これらの支援メニューは，児童養護施設が子どもと養育者に寄り添いながら長年の歴史のなかで培ってきた養育そのものである．家庭の課題が小さいうちに介入し，施

表2 新設された家庭支援事業の一部

事業名	対象者	事業内容
子育て世帯訪問支援事業	①保護者に監護させることが不適当であると認められる児童の保護者及びそれに該当するおそれのある保護者 ②食事，生活環境等について不適切な養育状態にある家庭等，保護者の養育を支援することが特に必要と認められる児童のいる家庭及びそれに該当する恐れのある保護者 ③若年妊婦等，出産後の養育について，出産前において支援を行うことが特に必要と認められる妊婦及びそれに該当するおそれのある妊婦 ④その他，事業の目的に鑑みて，市町村が本事業による支援が必要と認める者（支援を要するヤングケアラー等を含む）	①家事支援（食事準備，洗濯，掃除，買い物の代行やサポート，等） ②育児・養育支援（育児のサポート，保育所等の送迎，宿題の見守り，外出時の補助，等） ③子育て等に関する不安や悩みの傾聴，相談・助言（※） 　※保護者に寄り添い，エンパワメントするための助言等．なお，保健師等の専門職による対応が必要な専門的な内容は除く ④地域の母子保健施策・子育て支援施策等に関する情報提供 ⑤支援対象者や子どもの状況・養育環境の把握，市町村への報告
児童育成支援拠点事業	①食事，衣服，生活環境等について，不適切な養育状態にある児童等，養育環境に関して課題のある主に学齢期以降の児童及びその保護者 ②家庭のみならず，不登校の児童や学校生活になじめない児童等，家庭以外にも居場所のない主に学齢期以降の児童及びその保護者 ③その他，事業の目的に鑑みて，市町村が関係機関からの情報により支援を行うことが適切であると判断した主に学齢期以降の児童及びその保護者	①安全・安心な居場所の提供 ②生活習慣の形成（片付けや手洗い，うがい等の健康管理の習慣づけ，等） ③学習の支援（宿題の見守り，学校の授業や進学のためのサポート，等） ④食事の提供 ⑤課外活動の提供（調理実習，農業体験，年中行事の体験や学校訪問等） ⑥学校，医療機関，地域団体等の関係機関との連携及び関係構築 ⑦保護者への情報提供，相談支援 ⑧送迎支援（地域の実情に応じて実施）
親子関係形成支援事業	①保護者に監護させることが不適当であると認められる児童その保護者若しくはそれに該当するおそれのある児童及び保護者 ②保護者の養育を支援することが特に必要と認められる児童及び保護者若しくはそれに該当するおそれのある児童及び保護者 ③乳幼児健診や乳児家庭全戸訪問事業の実施，学校等関係機関からの情報提供，その他により市町村が当該支援を必要と認める児童及びその保護者	児童との関わり方や子育てに悩み・不安を抱えた保護者が，親子の関係性や発達に応じた児童との関わり方等の知識や方法を身につけるため，当該保護者に対して，講義，グループワーク，個別のロールプレイ等を内容としたペアレント・トレーニング等を実施するとともに，同じ悩みや不安を抱える保護者同士が相互に悩みや不安を相談・共有し，情報の交換ができる場を設けることで，健全な親子関係の形成に向けた支援を行う

〔こども家庭庁ホームページより作成〕

設の従来の知識と経験を地域に還元していくことで，家族分離を防ぎ実家庭での子どもの育ちを保障することが可能となる．それは，社会的養護の受け皿として期待される里親にも提供していく必要がある．これからの児童養護施設は，ケアニーズの高い子どもを受け入れ，専門的・治療的ケアを行うとともに，養育のフィールドを地域に広げ「子どもの永続的な養育の場の保障」「養育者および支援者への支援」を担っていくことが求められる．

●引用文献

1）こども家庭庁支援局家庭福祉課：社会的養育の推進に向けて．2024　https://www.cfa.go.jp/assets/contents/node/basic_page/field_ref_resources/8aba23f3-abb8-4f95-8202-f0fd487fbe16/5f60178e/20241024_policies_shakaiteki-yougo_108.pdf（2025/1/27参照）
2）厚生労働省 新たな社会的養育の在り方に関する検討会：新しい社会的養育ビジョン．2017
3）こども家庭庁．改正児童福祉法の概要．2022　https://www.cfa.go.jp/assets/contents/node/basic_page/field_ref_resources/a7fbe548-4e9c-46b9-aa56-3534df4fb315/5d69bb89/20240415_policies_jidougyakutai_Revised-Child-Welfare-Act_76.pdf（2025/1/27参照）

（明石秀美）

B ペアレント・トレーニングによる子どもの実行機能改善

POINT

- とも育て® は，マルトリートメントの予防要因となる．
- ペアレント・トレーニングは，受講した養育者の育児ストレスや子育てスキルを改善し，養育者自身の脳機能にもポジティブな影響を与えうる．
- ペアレント・トレーニングを受講した養育者の子どもにおいても，実行機能にポジティブな影響を与えうる．

とも育て® とペアレント・トレーニング

とも育て®

親（養育者）だけでなく，祖父母や親戚に加えて，地域社会の人たちがかかわり社会全体で子育てをすることを筆者らは「とも育て®」とよんでいる[1]．しかし，核家族化や少子化が進み，地域のつながりが希薄化した現代社会は，子育てで困ったときに頼れる人がおらず，養育者が孤独に子育てをする「孤育て」の時代といわれている．これまでの報告においても，産後3か月の母親の約7割が「人との付き合いがない」と回答し[2]，子育て中の母親の約6割が「近所に子どもを預かってくれる人はいない」と回答している[3]．この孤育ては，母親のメンタルヘルスにネガティブな影響を及ぼすだけでなく，「周囲からの育児支援を十分に得られない社会や家庭」は，マルトリートメントのリスク要因の1つとしても報告されている[4]．しかし，その反対である「味方になってくれる家族」「プライベートな悩みを共有できる友人」がいること，「保育や社会，教育サービスの充実」の達成がマルトリートメントの予防要因となりうる報告からも[5]，子育てを養育者だけに任せきりにせず，社会全体で親子を見守り支える「とも育て®」の重要性の高さが感じられる．

ペアレント・トレーニングとは

「子どものこと，怒ってばかりなんです」「ほめようとは思うのですが，わが子にはほめるところがないんです」

わが子についてこう話す親（養育者）としばしば出会うことがある．しかし，話を聞いていくと，どの養育者も怒りたくて怒っているのではなく，「ほめて育てる」という育児の理想をもって孤軍奮闘，しかし思うようにはいかない現実とのギャップに悩み，仕方なく怒る育児に陥ってしまう場合がほとんどである．また，自閉スペクトラム症（ASD）や注意欠如多動症（ADHD）など神経発達症（発達障害）のある子どもを育

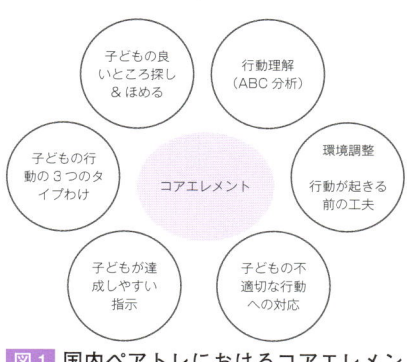

図1 国内ペアトレにおけるコアエレメント

〔日本発達障害ネットワーク JDDnet 事業委員会(作成)，日本ペアレント・トレーニング研究会(協力)：ペアレント・トレーニング実践ガイドブック．2020〕

表1 ペアトレ各回の内容(例)

	講義テーマ	グループワーク&ホームワーク
第1回	オリエンテーション 自己紹介・スタッフ紹介 「発達の気になる子どもとペアレント・トレーニング」	ウォーミングアップ「良いところ探し」 ホームワーク①　いっぱいほめようシート
第2回	「子どもの行動観察と３つのタイプ分け」	演習シート①　ほめる ロールプレイ①　上手なほめ方を練習しよう ホームワーク②　行動の３つのタイプ分け
第3回	「子どもの行動のしくみを理解しよう」 行動の ABC	ホームワーク③　行動の ABC シート
第4回	「環境調整とスペシャルタイム」 環境を整え，ほめるチャンスを増やそう	演習シート②　環境調整 ホームワーク④　スペシャルタイム
第5回	「子どもが達成しやすい指示を出そう」	演習シート③　指示 ロールプレイ②　CCQ ホームワーク⑤　指示
第6回	「待ってからほめよう―上手な注目の外し方―」	ロールプレイ③　待ってからほめる 修了式

〔一般社団法人日本発達障害ネットワーク(JDDnet)：地域の発達障害者支援機関等で実施可能なペアレント・トレーニング実施テキストの作成 報告書．令和３年３月〕

てる養育者は，子どもの特性への対応の困難さなどから，定型発達児を育てる養育者と比較して，より高い育児ストレスや不安を抱えているとの報告がある．そんな養育者と子どものためのプログラムとして，ペアレント・トレーニング(ペアトレ)を紹介する．

　ペアトレは，1960 年代から米国を中心に発展し，**子どもに対する具体的な養育スキルを身につけ子どもの行動変容を促していく，養育者支援プログラムの１つである**．子どもの適切な行動の促進と不適切な行動の改善のため，応用行動分析（ABA）をもとに環境調整やほめ方，問題行動への具体的な対処法を養育者に修得してもらうことを目的としている．国内外での多くの効果検証研究により，**養育者の養育スキルの向上や育児ストレスの改善，子どもの問題行動の改善などの効果**が示されている．

　国内の代表的なペアトレプログラムには，6 つのコアエレメント（プログラムの核）が共通して示されており（図 1）[6]，これらを組み合わせた各回 90〜120 分の全 6 回以上でプログラムが構成される（表 1）[7]．当初は ASD や ADHD などの神経発達症をもつ子どもの養育者を対象としたプログラムとして国内にも導入されたが，近年ではその有効性と安全性から，未診断の子どもの養育者や，子育て不安や子育て困難を抱える養育者に対する「家族支援」として，ペアトレを簡略化したペアレント・プログラム（ペアプロ）も全国自治体や事業所にて広く実施されている．

　またペアトレの実施原則の１つとして，グループでの実施が推奨されている．ペアトレは参加者を固定した少人数のグループで実施されるため，同じ悩みをもつ地域の子育て仲間や支援者と安心して出会える場として，「孤育て」から「とも育て®」につな

げる役割も担っている.

ペアレント・トレーニングが親の脳にポジティブな影響をもたらす

ペアレント・トレーニングの効果

　今回は，ペアトレが治療の第一選択として用いられることの多い，ADHD のある子どもの養育者を対象にしたペアトレの効果検証研究の結果を紹介する.

　まず，ペアトレを受けた養育者側にみられる効果として，育児ストレス，育児行動の改善がさまざまな研究において報告されている. 一方，養育者がペアトレを受けたその子ども側にも，ADHD 症状の改善，素行問題の軽減，ソーシャルスキルの向上，学習達成度の向上といった効果が認められている[8,9]. このように，ペアトレは直接プログラムに参加するのは養育者だけにもかかわらず，養育者と子ども両者にポジティブな影響をもたらすことが示され，養育者のポジティブな変化が，その子どもにもポジティブな変化をもたらす可能性を示唆している. その他にもペアトレの効果として，子育ての仲間と出会えるという点を参加者らが高く評価したという研究報告もある[10]. 実際に著者が実施していたペアトレでも，「子育ての共感を得られる仲間がいることが，プログラムに参加して一番うれしかった」と話す参加者が大変多かった. これは「孤育て」の解消が，養育者のメンタルヘルスにポジティブな影響を及ぼすことを示唆している.

ペアレント・トレーニングが養育者の脳に影響を与える

　先述のペアトレが養育者に与えた効果検証は，あくまでも養育者自身が回答した自己評価の質問紙の結果をもとに研究が行われてきた. そこで筆者らは，養育者自身が報告したポジティブな変化が，養育者の脳レベルでも確認できるかを検証した[11]. ADHD のある子どもをもつ母親らを，ペアトレを受講するグループと待機するグループに振り分け，ペアトレ受講前に①育児ストレスや育児方法に関する質問紙，②脳のMRI 検査，を両グループの参加者に実施した. ペアトレグループの受講後同時期に，両グループに①②を再度実施した. ②では，参加者は提示された人の目の画像から感情を推定する課題に取り組み，その際の脳活動を測定した.

　その結果，評価①に関し，グループ間比較において，ペアトレ受講グループの母親らは，待機グループの母親らに比べ，子育てのストレスが有意に減少し，一方で育児方法は有意に改善が認められた. また，評価②に関しても，グループ内比較において

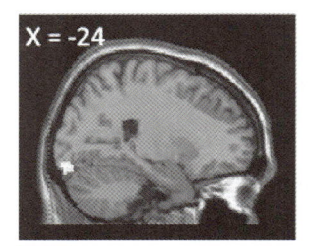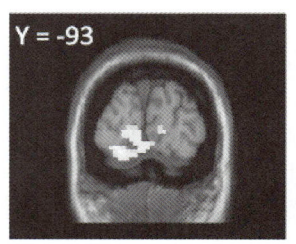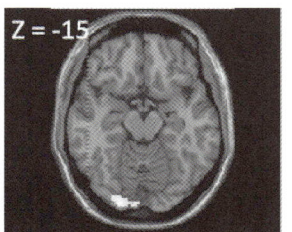

図2 ペアトレを受講したグループの母親らの脳 MRI 画像［口絵 3　p.iii］
黄色部分（口絵 3 参照）は，ペアトレ受講後に活動が活性化していた楔状回.

図3 認知機能テスト
パソコン画面に刺激として図のように，注視点と交互に target 刺激／non-target 刺激の画像がランダムに表示され，target 刺激に対しては右矢印キー，その他に対しては，左矢印キーを，なるべく早く押すよう教示された．

待機グループの母親らには課題中の脳の活動に変化がなかったにもかかわらず，ペアトレを受講したグループの母親らでは，人の感情を推定する楔状回後頭部が課題中，有意に活性化した（図2）．この楔状回は，顔や物体の知覚，社会感情の意味の理解，表情における感情の知覚に関与することが報告されている．したがって，ペアトレ受講グループの母親らにみられた脳活動の活性化は，他者の情動状態に対する感受性の向上を反映している可能性が示唆された．

つまりペアトレを受けた母親らが回答した育児ストレスや育児方法におけるポジティブな変化は主観的なものだけではなく，**母親らの脳の働きがポジティブに変化したという客観的な効果**としても確認できたのである．

ペアレント・トレーニングが子どもの実行機能に影響を与える

実行機能は目標とする課題の遂行に際し，注意，情動，行動を制御する重要な高次の神経認知プロセスである．ADHDはその中核症状として実行機能，特にそのなかでも抑制機能の困難さを呈すると報告されている．そのため，実行機能の改善を目的とした子ども自身に対する介入研究も多く存在するが，今回筆者らは養育者がペアトレを受講したことでその子育てに変化が起こった場合，子どもの実行機能にも影響を及ぼすのか検証した[12]．

先述の研究と同様に，ペアトレ受講グループの母親の子どもと待機グループの子どもに対し，客観的に抑制機能を評価する認知機能テストを，母親らの評価と同時期に実施した（図3）．

その結果，待機グループの子どもと比較し，受講グループの子ども自身の抑制機能のなかでも特に選択反応課題の反応時間に有意な改善が認められた．これまでの研究でも，支援的で応答的な子育てが多い家庭の子どもは，実行機能のなかでも抑制機能が特に高く，また，子育ての質と子どもの実行機能はポジティブに関連するという報告がある[13]．このことからも，本研究におけるペアトレによって質が向上した**母親の子育てが，その子ども自身の実行機能にもポジティブな影響をもたらした可能性**を示唆している．

おわりに

ペアトレには，もう一つ重要な要素が含まれている．それは養育者自身が「ほめられる」「認められる」という経験をすることである．ペアトレのファシリテーターは，参加者の小さな気づきや些細な行動を見逃さずにほめ，そしてグループ内で認め合う

ということを常に心がけてプログラムを進めていく．参加者のなかには，自分自身が幼少期にほめられて育った経験が少ないため，わが子のほめ方がわからないことがある．また，子育ての日常で"親"をしていてほめられる機会も少ない．まずは養育者自身が認められること，子育ての仲間がいると感じられること，そして自分の子育てに少しだけ自信がもてるようになる経験がとても重要だと考える．養育者のメンタルヘルスが子育てに与える影響の重大さはこれまでの研究でも明らかになっており，実感される人も多いであろう．つまり子育て支援のはじまりは養育者支援である．子育て支援にかかわる際には，養育者支援は目の前の養育者を癒すだけでなくその子どもらをも癒す，という視点をもち，地域，福祉，教育，医療を含めた多分野が連携し，養育者と子どもに寄り添い続けていくことが必要である．

●引用文献

1) 友田朋美：親の脳を癒せば子どもの脳は変わる．NHK 出版新書，2019
2) 名取初美，他：産後1か月・3か月における育児中の母親の孤独感．山梨県母性衛生学会誌 9：9-14，2010
3) NPO 法人子育てひろば全国連絡協議会：地域子育て支援拠点事業に関するアンケート調査．2015
4) 周　燕飛：母親による児童虐待の発生要因に関する実証分析．J Health Care Soc 29：119-134, 2019
5) Austin A, et al.：Risk and Protective Factors for Child Maltreatment：a Review. Curr Epidemiol Rep 7：334-342, 2020
6) 日本発達障害ネットワーク JDDnet 事業委員会（作成），日本ペアレント・トレーニング研究会（協力）：ペアレント・トレーニング実践ガイドブック．2020
7) 一般社団法人日本発達障害ネットワーク（JDDnet）：地域の発達障害者支援機関等で実施可能なペアレント・トレーニング実施テキストの作成 報告書．令和3年3月
8) Daley D, et al.：Behavioral interventions in attention-deficit/hyperactivity disorder：a meta-analysis of randomized controlled trials across multiple outcome domains. J Am Acad Child Adolesc Psychiatry 53：835-847, 2014
9) Chacko A, et al.：Engagement in Behavioral Parent Training：Review of the Literature and Implications for Practice. Clin Child Fam Psychol Rev 19：204-215, 2016
10) Cutress AL, et al.：Parents' views of the National Autistic Society's EarlyBird Plus Programme. Autism 18：651-657, 2014
11) Makita K, et al.：Neural and behavioral effects of parent training on emotion recognition in mothers rearing children with attention-deficit/hyperactivity disorder. Brain Imaging Behav 17：436-449, 2023
12) Yao A, et al.：Beneficial Effects of Behavioral Parent Training on Inhibitory Control in Children With Attention-Deficit/Hyperactivity Disorder：A Small-Scale Randomized Controlled Trial. Front Psychiatry 13：859249, 2022
13) Brody GH, et al.：Linking Changes in Parenting to Parent–Child Relationship Quality and Youth Self-Control：The Strong African American Families Program. Journal of Research on Adolescence 15：47-69, 2005

（矢尾明子）

C 子どもたちへの社会的スキル促進のための介入

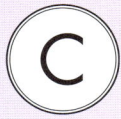

POINT

- 子どもたちの社会適応に関連する要因の1つに社会的スキルがある
- 社会的スキルトレーニングでは，スキルの習得度と発達特性を考慮しプログラムを作成し，スキルを具体的に教示し，複数の場面で練習することで日常生活に般化していく．
- プログラムを提供する機関，養育者，学校がともに社会的スキルを日常生活のなかで般化するという目標に向けて協働していくことが有用である

背景

　私たちは，生まれたときから人と人とのかかわりのなかで生きている．乳児期から，自分を見ながら話している人を好み，相手の働きかけに応じ笑みを浮かべる．これらの対人的なかかわりは成長とともに発達する．

　人生のなかで学習されていく対人関係を円滑に運ぶためのスキルを「社会的スキル」という．この社会的スキルには，行動面，能力面，認知面などから多様な定義がなされてきた．能力面に重点をおいた定義では，Combs ら[1] の「与えられた社会的文脈のなかで社会的に受け入れられる，もしくは価値があるとされるやり方で，個人的にも双方にとっても有益であるかたちで他者と相互作用する能力」が知られている．

　社会的スキルの定義はできたとしても，絶対に正しいふるまい方を明らかにすることは難しい[2]．たとえば日本におけるお辞儀は，西欧の文化においてはなじみが薄い．初対面の人との会話で親しい友人との会話と同様の内容や話し方をすることは，適切でないことが多い．また，幼児期から学童期，思春期と，成長を遂げるにしたがって，求められる社会的行動は異なる．こうした，文化や文脈による差など，"普通"であるとされる社会的スキルは一定ではない．

　社会的スキルを学習し，身につけることに困難のある人がいる．背景には，生まれもった発達特性や気質，育つ環境といった多様な要因が関連している．社会的スキルの不足が対人関係の困難に関連していることは多くの研究で指摘され，社会的スキルが少ない子どもは，仲間からの無視や拒否を経験しやすいこともわかっている．仲間関係における不適応は本人の孤独感につながり，より社会的な適応が下がるという悪循環に陥る[3]．

　そこで，予防的な観点から，社会適応を向上させる試みがなされてきた．その1つである社会的スキルトレーニング(social skills training：SST)は，行動療法，認知行動療法，社会的学習理論を組み合わせたトレーニング手法である．SST で学習するスキルは，大きくは，場面に応じた視線の使い方や身振り，関係性に応じた身体的距

離の取り方などことば以外の非言語的スキルと，話しかけるときのセリフ，話しかけへの答え方など言語的スキルに分けられる[2]．そのなかの何を学習するのかは，対象となる人によって異なる．

子どもに向けた SST は，社会的スキルの学習がその後の対人関係における適応を促進するという考え方に基づいて行われており，学級全員を対象として行われるものもあれば，対人関係における課題のある子ども（たとえば，自閉スペクトラム症〈ASD〉の子ども，社交不安症の子ども，攻撃的な行動の多い子どもなど）を対象としたものもある．

SST の進め方

SST には大きく 5 つの枠組みがある．「**教示**」「**モデリング**」「**リハーサル**」「**フィードバック**」「**ホームワーク（般化）**」である．集団での SST を例とし，それぞれの内容について説明する．

アセスメント

SST 開始前に，参加する子どもの社会的スキルを測定する．測定には，行動観察やロールプレイによる評価もあるが，子どもの社会的スキルを測定しようと多くの尺度が開発されている．社会的スキルの自己評価，教師／家族評定，仲間評定といった種類があり，具体的には海外で用いられる Social Skills Rating System の日本版や上野ら[4]の作成した「ソーシャルスキル尺度」などがある．また，子どもの言語／認知発達の程度やその特性，自己評価など情緒面の把握も重要である．

ソーシャルスキルの習得度合いから，"何を教えるのか"検討する．たとえば，アセスメントの結果，1 年後の長期目標を「友だちとの交流回数を増やす」とする．さらに交流回数を増やすために必要なスキルを具体化し，比較的達成が容易と思われるスキルから「友だちの誘い方に関するスキルを獲得する」ことを 2 か月後の短期目標として設定したとする．適切なことばがわからない，声の大きさのコントロールや相手との距離感が適切でない，不安が高く行動が実行できないなど，子どもによって困難である点が異なるため，さらにターゲットとするポイントを具体化する．

また，発達特性についての情報から，子どもたちに"どのように伝えるのか"検討する．用いることばやその長さ，一度に示す情報量，文字の利用の程度，伝える情報の視覚化の程度，子どもとのコミュニケーションの取り方などの検討が必要となる．

導入

SST 開始前に，参加する子どもたちがスキルを学習する動機づけを高める．そのため初回はプログラムの目的や概略を説明する（例：「子どもたちの困りごとのなかには，お友だちと仲よくしたいけど，けんかしちゃう，どきどきして話しかけられないというようなものがあります．そんな困りごとのコツを一緒に学んでいきましょう」）．

教示

「教示」とは，社会的スキルについての情報と顕著な特徴を説明すること[2]である．各回のセッションの前に学習する内容の導入を行う．学習するスキルと日常生活を

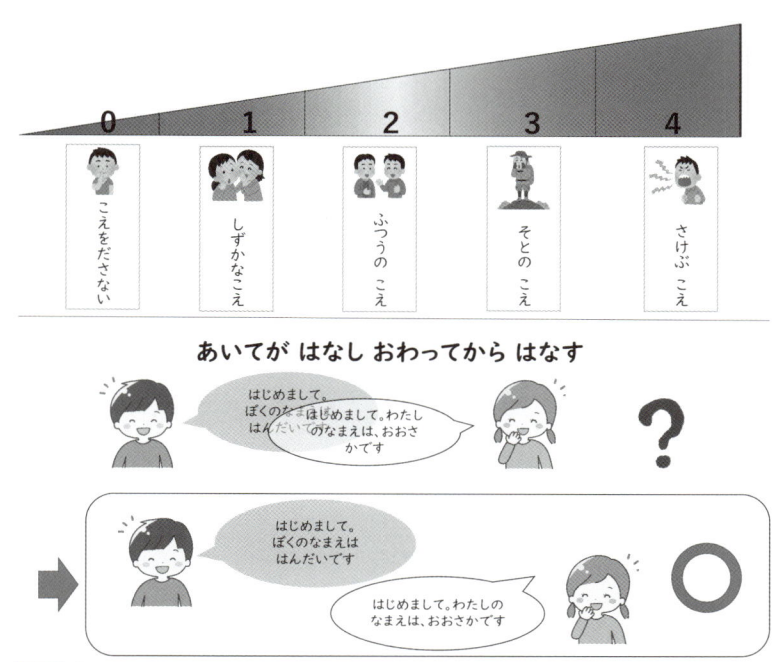

図1 教示で用いる教材例
上が声の適切な大きさを示す図，下が相手の話を最後まで聞くことを説明するときに用いる図.

結びつけるため，日常での困りごとと対応できるような導入を行うとよい（例：「宿題がわからなくて困るときってあるよね．そんなときに上手に助けを求められるといいよね」）.

　社会的スキルは具体的な行動であると同時に，多くの場合，日常生活において明示的に教えられることが少ないものでもある．友だちへの声がけを促すため，「おはようっていってみたら？」と子どもに声をかけることがあっても，声をかけるときのタイミングや適切な身体的距離，場面に合わせた声の大きさが教えられることは少ない．SST では，これらの行動についても，セッションで扱い，ことばにして伝える．その際，長い文章での説明や抽象的な質問は避け，視覚的な教材（絵カードやポスター，ワークブック）を使うことも多い（図1）.

　働きかけたときに，相手から返ってくる可能性のある反応を伝えることも必要である．可能性を考え，相手からの反応に対する適切な応答を学習しておくことで，やりとりをスムーズにできる.

モデリング

　「モデリング」とは，ターゲットとしているスキルについて，その場での実演やビデオを通し，モデルを観察させ，学習させることである．教示でスキルを説明したあとにモデルを見せ，スキルについての知識を用いながら，ストラテジーとして学習できるようにする[2]．図2は，友だちを誘うモデリングの一場面である．モデリングを示す際には，場面を明確にし，注目すべき点を目立たせるよう工夫する.

　不適切な行動をモデルとし，適切な行動のモデルと一緒に提示することがあるが，その効果について一貫した結果は出ていない．不適切な行動のモデルを一緒に提示す

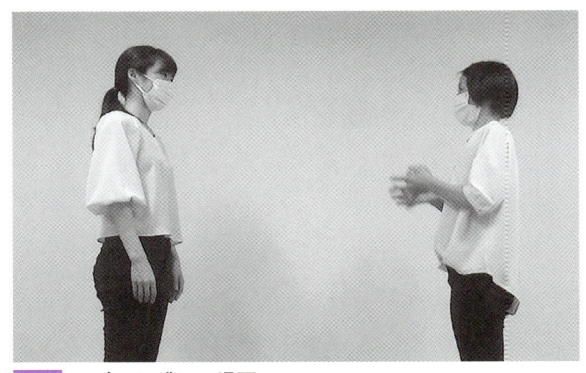

図2 モデリングの一場面
左の人物が右の人物に「一緒に遊ぼう」と声をかけている場面.

ると，適切な行動のモデルとの比較が可能で，適切な行動が明確に伝わる．ただし，不適切な行動を模倣する可能性もあり，参加者の特性を考慮したモデルの示し方が必要である．

リハーサル

「リハーサル」とは，学習したスキルを繰り返し練習することで，行動レベルでスキルを習得させるものである．代表例が，ロールプレイであり，日常生活にありがちな場面を設定し，役割を演じてもらう[2].

子どもの場合，アクティビティを取り入れることで，より楽しく，日常生活に般化しやすいかたちでの練習が可能となる[4].社会的スキルを身につけるためのアクティビティが適度な量含まれているSSTのほうが，含んでいないものよりも効果が高いことが示されている[5].

たとえば，友だちの誘い方について学習するセッションでは，"紙袋バスケット"を行うことがある.紙袋を持った子どもと風船を持った子どもがペアとなる.風船を持った子どもが「一緒に遊ぼう」と紙袋を持った子どもを誘い，相手が「いいよ」と言ったところで，風船を紙袋に投げ入れるゲームである．こういったアクティビティは楽しさからくる興奮やルールの遵守など単なるロールプレイと比較し，スキルを実行するための負荷がかかりやすい．そのため，大人とのロールプレイをしたあとに，アクティビティを実施することがある.

フィードバック

子どもたちが学習したスキルを定着させるには，学習したスキルを子どもたちが用いたときに，フィードバックすることが必要となる．適切な行動はほめることで強化し，うまくいっていない場合は修正点を具体的に伝え再び練習を行う.「フィードバック」において，自分の行動に対する評価を知ることも重要であるが，「うまくできた」という成功体験につながるよう，適切なプロンプトを用いながらリハーサルを実施できるようにする.

フィードバックでは，ことばでの評価だけでなく，トークンエコノミーを応用することがある．ポイントに合わせた強化子が準備されることもあるが，ポイントが還元されることはなくとも，シールがたまっていく様子にゲーム感覚で喜びを感じている

子どもも多い.

ホームワーク

SSTにおいて，学習したスキルをいかに日常生活に般化していくかは大きな課題である．手段の1つとして，「ホームワーク」が用いられる．「今日学習したポイントを守って，おうちの人を遊びに誘ってみましょう」というように，セッションのなかでその日学習した内容から課題を設定し，セッション外で取り組んでくるものである．

子どもを対象としたプログラムの場合，子どもたちが家庭や学校においてホームワークに取り組みやすい環境をつくり，適切な行動への強化ができるよう，子どもへの介入と並行して，養育者や学校との積極的な連携がなされることが有用だろう．

SSTの実施形態

SSTは，トレーナーと1対1のかたちで行われる個人での実施，トレーナーと複数の参加者で行われる集団での実施といった実施形態がある．個人で行われる場合は，個人のターゲットとなるスキルに焦点を当てやすく，指導方法やペースもより個人に適したかたちとなる．

集団での実施は，同年代の子どもの適切な行動に対して肯定的なフィードバックがなされているのをみることで代理強化が期待できる．また，設定されたリハーサルの際にスキルを練習するだけでなく，プログラムを超えた自由なかかわりのなかで，つまり，より自然な文脈のなかで，繰り返しスキルを練習することができ，スキルの定着につながることが期待される．

留意点

本節では，SSTの実際について，概略を述べた．最後に，SSTを実施するうえでの留意点を述べる．

SSTが子どもたちの社会適応を助けるものとなるために，一方的にスキルを教えるだけでなく，自己覚知，自己理解，自己受容を育む[6]ことも重要である．子どもたちの長所に焦点をあてた介入のなかで，自身のできていることに気づき，苦手とすることへの具体的な対処法を学習できるよう援助する．

また，SSTは社会的スキルの学習と般化という共通の目標を掲げ，子どもを真ん中におき，養育者，学校，療育関係者などが連携し，支え合う機会ともなる．介入場面だけで完結しないよう情報提供し，連絡を取りあえる体制を設ける．

最後に，社会的スキルが何のために必要なのかを介入者が考えることが必要だと感じている．障がいのある子どもにSSTが適応された背景に，インクルーシブ教育の際の社会適応を伸ばし，いじめ被害を減らすことがあった[3]．この考え方は，被害予防という観点からは重要である．その一方で，マイノリティであるとされる子どもに，マジョリティのやり方を強いることで，社会問題を解決しようとするという構図になる危険性も含んでいる．社会的スキルが乏しいとされる人々も生活しやすい社会がつくられてこそ，自己受容を育むSSTが可能になるのかもしれない．

●引用文献

1) Combs ML, et al. : Social skills training with children. In : Lahey BB, et al.（eds）: Advances in clinical child psychology Vol. 1., Springer, New York, 161-201, 1977

2) 渡辺弥生：ソーシャル・スキル・トレーニング（講座サイコセラピー11巻）．日本文化科学社，1996

3) 相川　充：8 ソーシャルスキルの不足がもたらすもの．人づきあいの技術—ソーシャルスキルの心理学．サイエンス社，206-237，2009

4) 上野一彦，他：第I章 ソーシャルスキル指導をする前に知っておいてほしいこと．特別支援教育実践ソーシャルスキルマニュアル．明治図書，9-30，2006

5) Mooij BD, et al. : Effective Components of Social Skills Training Programs for Children and Adolescents in Nonclinical Samples : A Multilevel Meta-analysis. Clin Child Fam Psychol Rev 23 : 250-264, 2020

6) Krasny L, et al. : Social skills interventions for the autism spectrum : essential ingredients and a model curriculum. Child Adolesc Psychiatr Clin N Am 12 : 107-122, 2003

（山本知加）

Index

おわりに

　本書『子どものトラウマ治療〜傷ついた脳を回復する〜』を最後までお読みいただき，心より感謝申し上げます．本書では，子どものトラウマが本人，家族，そして社会に及ぼす影響について，また，それを乗り越えるために必要な支援や治療の方法について，多角的な視点から専門家の知見をまとめています．

　子どものトラウマは，表面的には家庭や個人の問題として捉えられることがあるかもしれません．しかし，それは社会全体で共有すべき課題であり，未来を担う子どもたちの健全な成長には，支援基盤の構築が欠かせません．本書で紹介した事例や科学的知見，治療および支援の方法が，読者の皆さまの実践や支援活動に役立つことを願っています．

　本書の編集を通じてあらためて感じたのは，トラウマに向き合う際に「正しい理解」をもつことの重要性です．誤解や偏見は，トラウマを抱える子どもやその家族をさらに孤立させる原因となります．一人ひとりが理解を深め，支え合う意識をもつことで，トラウマの連鎖を断ち切るための大きな一歩を踏み出せると信じています．

　本書全体を通じて重要なテーマは，「傷ついたこころと脳が回復し，トラウマが癒える過程」です．トラウマの癒しとは，単に症状が消えることではありません．それは，子どもたちが再び安心して自己を表現できる環境を取り戻し，家族や社会のなかでつながりを実感できる状態を目指すものです．治療や支援の道のりは時に困難を伴うこともありますが，その先にある「希望」こそが，私たちがともに目指すべきゴールであると信じています．

　本書の完成にあたり，多くの研究者，医療従事者，教育者の方々，そしてトラウマの影響を乗り越えようと努力する子どもたちやその家族の声に支えられました．この場を借りて，深く感謝申し上げます．また，共同編集者である杉山登志郎先生の多大なるご協力にも，心より御礼申し上げます．

　最後に，本書が子どもたちにかかわるすべての読者の皆さまにとって，新たな気づきや行動のきっかけとなり，少しでもお役に立てれば幸いです．そして，トラウマを抱えた子どもたちが安心して成長できる社会を，皆さまとともに築いていけることを心から願っています．本書が，この分野における最新の知識を共有し，臨床や研究に役立つものであれば，編者としてこれ以上の喜びはありません．

2025 年 2 月

友田明美

子どものトラウマ治療
傷ついた脳を回復する

ISBN978-4-7878-2582-7

2025 年 5 月 1 日　初版第 1 刷発行

編　集　者	友田明美，杉山登志郎
発　行　者	藤実正太
発　行　所	株式会社 診断と治療社
	〒 100-0014　東京都千代田区永田町 2-14-2　山王グランドビル 4 階
	TEL：03-3580-2750（編集）　03-3580-2770（営業）
	FAX：03-3580-2776
	E-mail：hen@shindan.co.jp（編集）
	eigyobu@shindan.co.jp（営業）
	URL：https://www.shindan.co.jp/
表紙デザイン	株式会社 サンポスト
本文イラスト	小牧良次（イオジン），豊岡絵理子
印刷・製本	広研印刷 株式会社

© 株式会社 診断と治療社，2025. Printed in Japan.　　　　　　　　　　［検印省略］
乱丁・落丁の場合はお取り替えいたします。